THÉORIE PHYSIOLOGIQUE

DES CURES D'EAU THERMALE

A

LOÈCHE-LES-BAINS

LOUESCHE-LEUKERBAD

PARIS. — IMPRIMERIE ARNOUS DE RIVIÈRE ET Ce RUE RACINE, 26.

LOUESCHE-LEUKERBAD

THÉORIE PHYSIOLOGIQUE

DES CURES D'EAU THERMALE

A

LOÈCHE-LES-BAINS

(VALAIS SUISSE)

PAR

E. REICHENBACH
Docteur en médecine,
Médecin à Loèche, pendant la saison des bains.

I

CURE PAR BAINS PROLONGÉS. — CURE HYGIÉNIQUE.
INDICATIONS THÉRAPEUTIQUES.

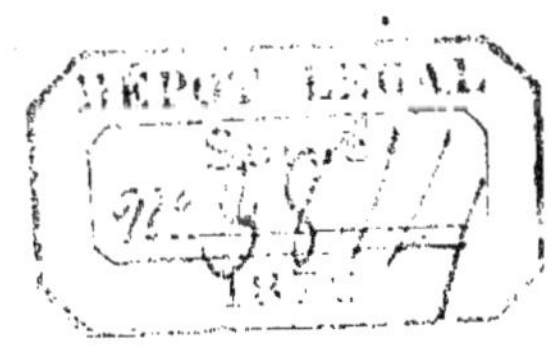

PARIS
G. MASSON, ÉDITEUR
LIBRAIRE DE L'ACADÉMIE DE MÉDECINE
PLACE DE L'ÉCOLE-DE-MÉDECINE

1876

AVANT-PROPOS

Les eaux thermales de Loèche, leur composition, leur mode d'application, le climat de montagne et d'altitude de l'endroit, l'action thérapeutique de tous ces agents, voilà ce que nous nous proposons d'étudier en même temps que de rechercher les améliorations à apporter dans les établissements balnéaires qui se sont élevés autour des sources. La *cure de Loèche,* constitution minérale des eaux à part, est une méthode thérapeutique toute particulière. S'il est vrai que ce traitement, le même depuis bien des siècles, est encore, à notre époque, appliqué d'une façon souvent qualifiée de routinière, il est bon de constater que ce n'est pas sans exceptions. Tandis que, pour la guérison de certaines maladies, il est nécessaire de se résoudre à la *cure dite de Loèche* (soit par les bains prolongés), on arrive dans d'autres à un résultat favorable par la combinaison de divers moyens dont l'emploi est journalier dans le traitement des maladies chroniques : bains hygiéniques et hydrothérapie générale, influence du changement de milieu (climats de montagne et d'altitude), influence du changement de régime et d'habitudes, tous agents thérapeutiques répondant à des indications et auxquels peuvent s'ajouter, à Loèche comme ailleurs, les moyens pharmaceutiques. C'est ainsi que la cure que j'appellerai *hygiénique* a pris rang et qu'elle a amené son contingent de guérisons ou d'améliorations plus ou moins durables et plus ou moins immédiates.

Ces points ne me paraissent pas avoir été assez nettement établis. Si nous n'apportons ici qu'une opinion personnelle qui ne peut encore s'appuyer sur une très-longue expérience, nous avons réuni cependant un nombre suffisant d'observations pour oser l'exprimer. Notre opinion est que la cure dite de Loèche et la cure hygiénique trouvent leur indication différente dans cette station thermale; nous en donnerons les raisons, nous basant sur une interprétation nouvelle de faits physiologiques observés eux-mêmes depuis longtemps[1].

1. Voir ch. II. *Théorie physiologique*, § 3. Irritation et réaction inflammatoire.

THÉORIE PHYSIOLOGIQUE

DES

CURES D'EAU THERMALE

A

LOÈCHE-LES-BAINS

CHAPITRE PREMIER.

LOECHE-LES-BAINS

(LOUESCHE-LEUKERBAD).

La vallée de Loèche (Leukerthal), un des embranchements de la grande vallée du Rhône, s'étend du sud au nord, tournant au levant, dans une profondeur d'environ quatre lieues. Au fond de cette vallée par 25°,17,25 de longitude et 46°,22,33 de latitude[1] se trouvent[2] des sources

1. Chanoine BERCHTOLD (notice inédite).

2. Depuis quinze ans, les moyens de communication se sont développés avec une telle rapidité que les récits d'autrefois, les horreurs de la Gemmi, les dangers de le vallée de Loèche semblent des exagérations participant du lyrisme d'une certaine époque. Il paraît incroyable à celui qui maintenant arrive depuis la vallée du Rhône, dans sa voiture à quatre chevaux ou dans un omnibus d'hôtel, à la porte d'hôtels confortables, il paraît incroyable que l'on ait dû transporter autrefois malades et voyageurs, à dos d'homme, par une étroite corniche de rocher (FABRICIUS HILDANUS, 1682, etc.). Le touriste qui franchit le passage de la Gemmi à cheval, ou porté par deux relais de quatre hommes, dans une chaise relativement commode, sourit à la lecture

célèbres autour desquelles s'est élevé le village de Loèche-les-Bains. Ces eaux chaudes de 51°,25 C. jaillissent à une altitude de 1.415 mètres (4.717 pieds). Leur emploi dans

des terreurs d'Alexandre Dumas, mâchant son mouchoir et s'écorchant le dos à cette trop rapide descente maintenant facile. Seules, les personnes sujettes au vertige des montagnes doivent s'astreindre aux précautions usitées, car si le chemin est devenu commode, il est resté vertigineux.

Baigneurs et touristes affluent à Loèche pendant l'été. Les plus pressés viennent dès les premiers jours de mai réparer leur santé compromise. Quelques coureurs de montagnes entreprennent la traversée des champs de neige de la Gemmi avant même que les pionniers aient tracé le chemin. En juin, le flot des hôtes de la montagne grandit chaque jour. Les mois de juillet et d'août sont les plus vivants. En septembre, les départs se font plus nombreux, les baigneurs sont plus rares, les touristes en majorité changent l'aspect de la station thermale; bientôt la petite localité n'aura plus d'autres habitants que ceux des chalets du village proprement dit et les gardiens des hôtels.

On arrive à Loèche de bien des côtés. Les malades, les gens qui aiment un voyage facile, choisissent le chemin de fer qui, d'Italie par le mont Cenis, de France par Genève, Pontarlier ou Mulhouse, d'Allemagne à travers la Suisse allemande, dépose le voyageur cette année encore (1875) à Sierre-en-Valais, dans deux ans au plus tard, à la station de Souste-Loèche-ville. De Sierre ou de la Souste, cabriolets, voitures de tout genre, omnibus et postes transportent le voyageur à Loèche-les-Bains.

D'autres arrivent en voiture à ce même et bon hôtel de la Souste, depuis l'Italie et le Tessin par le passage du Simplon, — depuis la Suisse allemande en suivant la voie du Saint-Gothard et de la Furka. Bientôt ces voyageurs prendront aussi le chemin de fer depuis Brigue, dans le haut Valais. Le percement du Simplon pour lequel se concentrent tant d'efforts légitimes n'est déjà plus une simple espérance, et l'accès des bains de Loèche sera facilité depuis l'Italie et le Tessin.

Quelques-uns viennent de Chamounix à Martigny, veulent voir Interlaken et l'Oberland bernois. Ils prennent, bien avisés, le chemin de fer jusqu'à la Souste et choisissent, en franchissant le passage de la Gemmi, le chemin le plus court en même temps que le plus étonnant par sa hardiesse. Les piétons endurcis préfèrent suivre de Sierre à Loèche-les-Bains la route de Sarquen et Varone, plus étroite quoique praticable pour des chars très-légers. Les bagages peuvent toujours être expédiés par chemin de fer à Interlaken ou Thoune.

Enfin, beaucoup font cette route de la Gemmi en sens contraire, par voie rapide jusqu'à Thoune ou Spiez, puis en voiture ou poste jusqu'à Kandersteg, de là à Loèche-les-Bains par mulet, cheval, litière ou à pied.

un but médical remonte aux temps obscurs du moyen âge. On croit même qu'elles furent utilisées par les Romains, sur la foi d'antiquités helvéto-romaines. La vallée redevint déserte lors des invasions des barbares.

Les bains, la vallée de Loèche et le passage de la Gemmi qui conduit de Loèche-les-Bains dans le canton de Berne, ont inspiré des esprits bien différents. On raconte que Lamartine y vit de sublimes horreurs ; chacun lira avec plaisir l'épisode du passage de la Gemmi dans le voyage en Suisse d'Alexandre Dumas, si amusant, sinon très-véridique. Tout observateur qui visite les bains leur consacre un chapitre, frappé de l'originalité des coutumes qui s'y sont conservées ; tout médecin y recueille sa provision d'expérience et va se ranger dans un des deux camps en présence, à propos de l'action des eaux : camp des physiologistes, camp des partisans du mystère. Nous faisons comme tant d'autres, persuadés aussi de l'action bienfaisante des eaux de Loèche. S'il est bon d'une part d'éviter un voyage inutile ou nuisible à ceux pour lesquels le climat d'altitude et de montagne, aussi bien que l'action des eaux de Loèche, peut être défavorable, de l'autre nous pouvons affirmer que bien des malades atteints d'affections chroniques ont trouvé là une guérison ou le soulagement de leurs maux. Ceci est d'autant plus à relever que, dans ce siècle de voyages faciles, la position géographique de Loèche est relativement défavorable. La plupart des malades n'y cherchent leur guérison qu'après avoir essayé sans résultat satisfaisant d'autres médications thermales ou magistrales.

1. SOURCES THERMALES.

Les sources chaudes sont nombreuses à Loèche-les-Bains ; elles ne sont pas toutes utilisées. Il n'a pas été reconnu de différences dans leur composition ; on en a conclu qu'elles jaillissent d'un même foyer. Rien n'est plus probable vu leur point d'émergence sur un territoire restreint, géologiquement le même, le long du cours de la Dala.

On en compte une vingtaine ; les seules utilisées sont les suivantes :

La *source de Saint-Laurent* (51°, 25 C.), qui jaillit sur la place du même nom, est la plus abondante ; elle alimente à elle seule les piscines et cabinets du Bain Neuf, du Bain Werra, du Bain Zuricois, du Bain Vieux, du Bain dit des Ventouses et du Bain de l'hôtel des frères Brunner.

La *source d'Or* qui, dit-on, est un filet de celle de Saint-Laurent, jaillit dans une des piscines du Bain Vieux. Elle doit son nom au dépôt jaune d'oxyde de fer qui donne un reflet doré aux pièces d'argent qu'on y laisse séjourner. Ces deux sources se troublent en même temps, quoique rarement et peut-être à la suite de grandes pluies.

Les *sources des Guérisons* (48°,75 C.), que les fouilles intelligentes ordonnées par M. Beeguer ont permis de capter en un seul courant avant leur point de séparation, alimentent les bains de l'hôtel des Alpes. Sur l'emplacement des sources était autrefois le bain des Guérisons où l'on baignait dans l'eau courante, avantage impossible à atteindre dorénavant par suite de difficultés pratiques.

La *source des Pauvres* (41°,50 C.), la plus anciennement utilisée à cause de sa position à l'abri des avalanches, alimente en partie les réservoirs des bains de l'hôtel des Alpes, en partie les douches du Bain Neuf et du Bain Werra.

La *source du Bain de pieds* sur le versant de la Dala, au-dessus de l'hôtel des Alpes, recouverte seulement d'un toit de planches, sert à la guérison d'ulcères des extrémités inférieures et n'est fréquentée que par des nécessiteux. Il est cependant remarquable que les anciens lui attribuaient une action spéciale sur les ulcères de mauvaise nature. Or les malades y baignent dans l'eau courante, soit dans une température constante. On doit rapporter à cette dernière condition cette efficacité remarquée, et c'est aussi un des grands avantages des bains de piscine.

Les autres sources restent sans emploi. Au-dessous du village parut subitement en 1856 une source d'une grande abondance dont l'eau est restée trouble. Jusqu'ici elle n'a été ni utilisée ni étudiée. Sa température est de 43° C.

ANALYSE DE L'EAU MINÉRALE.

TABLEAU DES PRINCIPES CONTENUS DANS 1.000 GRAMMES D'EAU D'APRÈS P. MORIN[1], DE GENÈVE.

Source Saint-Laurent.

Gaz acide carbonique	0,0047 =	2,3890 cm. c.
Oxygène	0,0015 =	1,0545
Azote	0,0145 =	11,5180

Substances fixes.

Sulfate de chaux	1,5200
Sulfatè de magnésie	0,3084
Sulfate de soude	0,0502
Sulfate de potasse	0,0386
Sulfate de strontiane	0,0048
Carbonate de protoxyde de fer	0,0103
Carbonate de magnésie	0,0096
Carbonate de chaux	0,0053
Chlorure de potassium	0,0065
Silice	0,0360
Alumine	traces
Phosphate	traces
Azotate	traces
Sel ammoniaque	traces
Glairine	quantité indéterminée.
Total approximatif	2,0104

1. Les opérations de cette analyse sont décrites tout au long dans la brochure (*Loèche-Bains*) de feu Dr J. H. GRILLET, où le curieux trouvera aussi de nombreux détails sur le passé de Loèche, son développement graduel, tant historique que médical, et des directions pour les excursions à faire. (Librairie BENDA à Vevey.)

En 1855, M. le Dr J. F. Payen annonça, dans la *Gazette des hôpitaux*, avoir trouvé de l'arsenic dans un dépôt sec pris dans les réservoirs de Loèche, qu'il conservait depuis quelques années. Il en conclut que l'eau de Loèche contient de l'arsenic. Pour contrôler cette assertion, nous avons remis à un chimiste distingué, M. le professeur Oettli, à Lausanne, des dépôts enlevés récemment dans ce but au réservoir qui réunit les eaux de la source des Guérisons et de la source des Pauvres pour le service des bains des Alpes. Les conclusions de M. le professeur Oettli sont les suivantes : « J'ai fait dix analyses, » m'écrit-il, « employant des procédés divers pour rechercher l'arsenic. Je n'obtins d'abord que des résultats négatifs ; ce n'est qu'en me servant de quantités plus considérables et des procédés les plus délicats que j'ai pu, à plusieurs reprises, constater ce métalloïde dans les dépôts. Il s'y trouve dans des proportions minimes. Dans le cours de ces analyses, j'ai été frappé de la forte proportion de silice et de fer que renferment les dépôts de cette source. »

La question est donc jugée, et l'*arsenic* se trouve en quantité minime dans les eaux de Loèche. Ce fait pourrait nous expliquer l'effet thérapeutique différent des eaux de Loèche et des eaux thermales dont on les rapproche souvent (sulfatées calciques simples). Si l'on n'y trouve qu'une quantité minime d'arsenic, les bains prolongés macèrent et ramollissent l'épiderme. Cette surface cutanée, plus sensible, est exposée longtemps au contact avec l'irritant. (Voir ch. II, § 2, *Durée du bain.*) Nous espérons avoir bientôt une analyse quantitative des eaux de Loèche. Grâce aux procédés modernes, il sera possible, nous dit-on, de doser ces corps qui échappaient anciennement à l'analyse, à cause de leurs proportions minimes. Quant à classer les eaux de Loèche, leur mode d'action est si particulier dans la cure par les bains prolongés, qu'on peut bien leur trouver une place dans les cadres actuels en s'appuyant sur leur constitution minérale; mais on les mettra, de cette façon, à côté d'autres eaux thermales qui ne correspondent qu'aux indications de la cure hygiénique, en en exceptant même le climat d'altitude et de montagne de Loèche et ses bienfaits.

2. ÉTABLISSEMENTS DE BAINS.

La coutume à Loèche est de baigner en société dans des piscines ou *carrés*, et cette habitude, un peu patriarcale, n'est pas une des moindres curiosités de l'endroit. Empressons-nous d'ajouter que nul n'y est forcé, et que le baigneur désireux de solitude peut toujours obtenir une piscine particulière. Cependant il renonce alors à des avantages de divers genres, dont nous parlerons plus loin.

1. Le *Bain des Alpes*, attenant à l'hôtel des Alpes et à niveau du premier étage, offre l'avantage de posséder, à côté d'une vaste piscine de société pour dames et messieurs, deux grandes piscines destinées, l'une aux dames qui désirent rester entre femmes, l'autre aux messieurs qui veulent un milieu plus tranquille que ne l'est quelquefois la piscine commune. Les carrés de famille, piscines plus petites, les carrés particuliers pour une ou deux personnes, sont, comme les grandes piscines, revêtus de ciment. Enfin, il a été décidé d'y établir une installation complète d'hydrothérapie, douches froides et douches chaudes. Cette installation permettra aussi de donner la température voulue aux douches qui servent de moyen adjuvant à certaines cures et qui s'administrent alors dans le bain. Une galerie abritée sert de promenoir ainsi que les corridors de l'hôtel, clos à cet effet.

2. Le *Bain Neuf* ou *Grand Bain*, sur la grande place,

présente deux grandes piscines communes, sous une coupole élevée, et un nombre suffisant de carrés de famille et de carrés particuliers, la plupart en ciment. Il est attenant à l'hôtel de la Maison-Blanche, mais il dépend, ainsi que les suivants, d'une administration séparée (Société des Bains). Un péristyle donnant sur la place sert aux promeneurs.

3. Le *Bain Werra*, sur la grande place, a quatre piscines communes réunies dans une salle spacieuse à coupole; en plus, quelques carrés pour bains particuliers. Trois hôtels sont en communication directe avec cet établissement : hôtel Bellevue, hôtel de l'Union, hôtel de France.

4. Un établissement de bains a été annexé récemment à l'hôtel des Frères Brunner : il contient deux grandes piscines communes et des bains particuliers.

5. Le *Bain Vieux* ou *Bain Valaisan*, tout voisin de la source de Saint-Laurent, a trois piscines communes dans une même salle. On y vient beaucoup de l'hôtel de la Croix Fédérale et de l'hôtel de Guillaume Tell. La source d'Or émerge dans un de ses bassins.

6. Le *Bain Zuricois* ou *Bain des Pauvres*, affecté au service des nécessiteux, a deux bassins, l'un pour les femmes, l'autre pour les hommes. Pour y être admis gratuitement, il faut un certificat d'indigence légalisé et une prescription de médecin. L'hôpital, qui accueille tous ces malades sous la direction médicale de notre honorable collègue, M. le Dr Mengis, est administré par un comité mixte qui cherche à réunir, au moyen de souscriptions, les fonds nécessaires à la construction d'un bain attenant à cet hôpital. Nous nous permettons ici de recommander cette œuvre aux baigneurs aisés ou riches qui viennent à Loèche retrouver la santé. Des carrés particuliers sont affectés à la pose des ventouses très en faveur autrefois à Loèche, mais dont l'usage est bien moins fréquent de-

puis qu'on considère toute inflammation interne comme une contre-indication de la cure.

Dans toutes les piscines communes et presque dans tous les carrés particuliers, se trouve un appareil de douches locales à ajutages variés, qui rendent de précieux services, mais dont l'installation pourrait être plus pratique. Nous espérons faire accepter, au moins pour le Bain des Alpes, quelques modifications peu coûteuses qui en faciliteront l'emploi.

Il y aurait encore dans tous ces établissements d'autres améliorations désirables au point de vue du confort moderne. Le bois disparaîtra complétement des piscines ; il favorise la décomposition de l'eau et rend le nettoyage plus difficile. La ventilation, qui se fait par des ouvertures au centre des coupoles ou des toits, peut être ici et là défectueuse ; elle doit être régularisée par des appareils. Il est à désirer qu'on établisse quelques doubles portes dans les corridors de certains bains. Il ne suffit plus à notre époque du strict nécessaire. La facilité d'application des traitements médicaux est une condition de leurs bons résultats et de leur emploi même. Tels qu'ils sont les établissements de bains sont suffisants, mais imparfaits dans quelques-unes de leurs fins. Il était évident, par exemple, que la cure hygiénique exigeait des appareils hydrothérapiques de divers genres : douches froides, douches tempérées à degré mesurable, — douches circulaires, en bec de cygne, latérales, en jet, douches périnéales, — alternativement chaudes et froides, soit écossaises. Cette installation était nécessaire à Loèche, et nous remercions ici l'administration du Bain des Alpes et les actionnaires de s'y être décidés. Du reste, la prospérité de la station thermale dépend beaucoup des ressources qu'on y trouve et l'on ne peut, à ce point de vue plus étroit, mettre en doute l'importance des installations qui vont être établies et qui seront d'une utilité générale.

CHAPITRE II.

CURE DITE DE LOÈCHE,

SOIT PAR LES BAINS PROLONGÉS.

La cure par les bains prolongés est en honneur à Loèche-les-Bains depuis des siècles. Il est bien rare qu'étant judicieusement appliquée, elle trompe l'espoir du malade et de son médecin.

Six heures de bains par jour (quatre le matin, deux l'après-midi) jusqu'à huit heures sont les limites ordinaires de la *haute baignée.* Le médecin veille à ce que ce *summum* soit atteint sans danger. Il doit indiquer à chaque malade, suivant l'appréciation qu'il a de ses forces, la durée du premier bain, l'augmentation journalière, le temps maximum d'immersion qui varie aussi suivant les individus. Il peut être bien inférieur aux six heures habituelles. La répartition du temps de « baignée » entre le matin et l'après-midi n'est pas non plus indifférente. La longueur de la cure dépend généralement de l'évolution d'un exanthème thermal (éruption cutanée) particulier aux eaux de Loèche, la célèbre « *poussée* », à marche normalement régulière et qui dirige le médecin dans ses prescriptions. Après une augmentation graduelle de la durée du bain, une station d'un certain temps au maximum de durée, certains phénomènes (desquamation, pâleur de l'éruption) indiqueront de diminuer peu à peu. La poussée a généralement disparu après un traitement de vingt à vingt-cinq jours ; quelquefois elle nécessite une cure plus longue ; quelquefois aussi le traitement de la maladie doit se poursuivre indépendamment de l'éruption thermale. La guérison n'est pas en rapport direct avec la poussée. Le résultat cherché se produit souvent sans son apparition ; cela se comprend quand on étudie non-seulement les agents en action, mais aussi la suite des modifications du tégument.

Il est donc établi que si l'on compte généralement de vingt à vingt-cinq jours pour la cure dite de Loèche, ce terme n'a rien de fixe et que tout dépend de chaque cas particulier. Parmi les moyens thérapeutiques mis en œuvre, l'eau thermale, la température du bain de piscine fixée à 35° C. sont invariables pour tous ; au contraire, la durée journalière du bain dépend de la réaction provoquée chez le malade et surveillée par le médecin. Cette réaction elle-même est variable suivant les individus placés cependant dans les mêmes conditions. C'est donc de l'idiosyncrasie [1] du malade que dépend le nombre de jours de la cure dite de Loèche, tandis que dans la cure dite hygiénique l'amélioration se faisant sans crise est généralement proportionnelle au temps.

Nous étudierons dans un chapitre spécial les agents thérapeutiques et adjuvants en action dans la cure [2].

On comprend sous la dénomination originale de « POUSSÉE » l'éruption (exanthème thermal), presque constante, qui se produit sous l'influence de la cure dite de Loèche. Plus loin nous en exposerons les explications plus ou moins vraisemblables, acceptées jusqu'ici. La description de la poussée donnée par feu le Dr J. H. Grillet dans sa brochure sur Loèche [3] nous paraît si complète que nous la reproduisons ici.

1. Susceptibilité particulière d'un organisme à être plus ou moins influencé par un agent.

2. Voir *Théorie physiologique de la cure dite de Loèche*, ch. II.

3. *Loèche-Bains*, par le Dr J. H. GRILLET, 1866, librairie Benda à Vevey. Propriété littéraire acquise par nous (Dr REICHENBACH).

« Après quelques jours de bains et de séjour à la montagne, on voit une série de phénomènes se développer plus ou moins rapidement dans tout l'organisme. Tous les systèmes de l'économie subissent en même temps ou successivement la puissance de la médication à laquelle ils sont soumis.

« Le profond ébranlement qui s'opère dans le système nerveux se traduit par les symptômes les plus variés. Chez quelques malades, il y a, pendant les premiers jours, de l'agitation, de l'insomnie, un sentiment de fatigue passagère, d'affaiblissement momentané, de lenteur dans les mouvements. Les malades, en arrivant, sont dans l'impossibilité de faire de longues promenades, des excursions au loin, sans en éprouver de l'épuisement[1].

« Chez d'autres, on observe une sensibilité exagérée, un état nerveux mal défini, une disposition particulière aux idées tristes et à la mélancolie, une susceptibilité extrême de tout l'organisme. Cet état de surexcitation nerveuse se montre surtout chez les individus épuisés par de longues et graves maladies, par des travaux de cabinet continus, une contention d'esprit prolongée, des malheurs, des chagrins, de profonds soucis, par toutes les impressions morales de nature à déprimer fortement les forces vitales et à ralentir le jeu normal de toutes les fonctions.

« Cette dernière catégorie de malades se rencontre assez nombreuse, chaque année, à Loèche. Disons aussi que les malades de cette espèce sont ceux qui éprouvent le plus rapidement l'influence bienfaisante des eaux et du climat. Ils trouvent, à Loèche, le calme et la tranquillité. Éloignés de leurs affaires et de leurs fatigantes occupations, délivrés des inquiétudes et des craintes qui poursuivent constamment les hommes haut placés dans l'administration ou la finance, jouissant des distractions d'une société dont tous les membres cherchent également la santé et le repos, sous l'action salutaire, reconstituante d'une atmosphère pure, vivifiante, ils ne tardent pas à éprouver les effets de toutes ces conditions de guérison, mises en usage en même temps.

« Les changements que nous voyons s'opérer dans le système nerveux sous l'action des eaux thermales et de la salubrité du climat de Loèche, ne peuvent rester sans influence sur les fonc-

1. Phénomènes à causes complexes, dépendant plutôt de l'individu que du milieu où il est transporté, comme il est prouvé par les phénomènes observés plus loin dans une autre catégorie de malades. — E. R.

tions les plus importantes de l'économie. Aussi reprennent-elles toutes une nouvelle énergie, une activité prononcée.

« Si, dans les premiers moments, le malade éprouve de l'inappétence, ou bien si l'appétit augmente outre mesure ; s'il existe déjà ou s'il survient des diarrhées, des constipations, un sentiment de plénitude, de pesanteur du côté de l'estomac ; si la soif est plus vive, les fonctions du tube digestif ne tarderont pas à rentrer dans leur état normal. Après un certain nombre de bains apparaît la « *poussée* », — après six à neuf jours généralement, rarement plus tard.

« Voir la *poussée* sur le même malade au dixième ou au vingtième jour, c'est voir deux tableaux tout à fait différents. On ne pourra s'en faire une idée exacte, parce que l'éruption au dixième jour présente des caractères d'acuité, de rougeur, de chaleur, de gonflement, d'étendue qui ne se retrouveront plus huit ou dix jours plus tard. Les premiers jours de son apparition, la poussée est tout autre qu'au moment où la desquamation commence ou est déjà avancée. A ces deux époques de la cure l'aspect de la peau est tout différent.

« La *poussée*, dans son apparition, ses formes, sa marche, ses terminaisons, subit des variations infinies. Nous exposerons plus loin les anomalies qui peuvent se produire pendant son évolution. Nous allons, avant tout, essayer de la peindre dans les phases diverses de son développement, de sa marche et de ses terminaisons, lorsque son cours est régulier et n'est troublé par aucun accident.

« Après vingt, vingt-cinq, trente heures de bain, du sixième au dixième jour, quelquefois plus tôt ou plus tard, on remarque ordinairement sur la peau les premiers effets de l'action de l'eau thermale. De petits points, de petites taches rouges commencent à se montrer autour des grandes articulations, surtout aux genoux ou aux coudes.

« Disons d'abord que l'exanthème thermal de Loèche, dans la presque généralité des cas, affecte une forme éruptive que l'on peut parfaitement comparer tantôt à l'érysipèle, tantôt à la scarlatine ou à la rougeole, avec cette exception que, dans cette dernière forme, nous ne voyons pas paraître, à Loèche, les symptômes inflammatoires qui se manifestent avec une si grande intensité du côté des muqueuses de la gorge, des bronches et des paupières, dans la rougeole.

« Les éruptions pustuleuses ou furonculeuses que l'on a observées quelquefois, à Loèche, forment de rares exceptions[1].

« Selon que la poussée prendra d'une manière plus franche une des trois formes que nous venons de mentionner, nous la verrons, pendant tout le temps de son évolution, et même dans la période de la desquamation, conserver des caractères analogues à ceux qui sont propres à ces affections.

« Dans sa forme la plus simple, la poussée présente, dans les premiers moments, l'aspect de petits points, de petites taches rouges, de forme irrégulière, de la grandeur d'un grain de riz ou de blé, isolées, saillantes, appréciables au toucher, laissant entre elles des espaces de peau blanche, disparaissant sous la pression du doigt, pour reparaître dès que la pression cesse.

« Plus tard, ces petites taches s'étendent, restent disséminées, discrètes, ou deviennent confluentes, selon la forme que prend l'éruption, ou bien se groupent en plaques irrégulières. Elles sont plus saillantes, comme papuleuses, présentant au toucher une série de petites élevures, de petites vésicules acuminées, ressemblant aux vésicules de l'eczéma. Les places envahies se couvrent alors d'une rougeur diffuse, uniforme, violacée. Les articulations présentent souvent un gonflement plus ou moins considérable; toutes les parties atteintes sont plus chaudes au toucher.

« Des articulations, l'éruption s'étend successivement et envahit les bras, les avant-bras, les cuisses, les jambes, plus tard, le tronc sur lequel elle se promène, quelquefois dans toutes les directions, sur la poitrine, sur le dos, les épaules, les flancs, l'abdomen; recouvrant, quand elle prend un certain degré d'intensité, tout le corps du col à la cheville du pied et au poignet. Le visage, les mains, les pieds sont ordinairement préservés, quoique, dans quelques cas rares, elle envahisse le col et la face dorsale des mains.

« L'exanthème arrivé à ce point de son développement du quinzième au dix-huitième jour, les larges plaques de petites vésicules laissent suinter un liquide abondant, transparent, visqueux, qui colle si fortement les linges à la peau que l'on a souvent beaucoup de peine à les détacher.

1. Ces éruptions me paraissent être sous la dépendance de conditions encore peu connues de la nutrition de la peau et bien plutôt devoir être nettement séparées de l'exanthème thermal que rapportées à celui-ci (Dr REICHENBACH. Voir dans le chap. IV, *Affections des follicules sébacés*).

« Parvenue à son apogée, et après avoir envahi, à peu près, toute la surface de l'enveloppe cutanée, la poussée reste plus ou moins longtemps stationnaire. Puis elle entre enfin dans sa période de décroissance, pendant laquelle une nouvelle série de symptômes se manifeste.

« Lorsque la desquamation commence, que la peau perdant peu à peu sa rougeur prend un aspect plus pâle, des démangeaisons ordinairement très-vives se font sentir. Elles s'exaspèrent par le grattage ou la chaleur du lit. Il n'est pas rare de voir des malades passer la nuit, sans pouvoir dormir, à se promener dans leur chambre, se grattant sans relâche jusqu'à l'épuisement et à une fatigue extrême. Ce n'est que dans le bain que cette ardeur, cette cuisson si pénible trouvent un peu de soulagement. Aussi les malades attendent-ils l'heure du bain avec une vive impatience.

« Selon la forme qui aura prédominé dans la poussée, la desquamation nous présentera des caractères différents. Si l'éruption était de forme morbilleuse, l'épiderme soulevé se détache en petites furfures, si ténues, si subtiles qu'elles ne sont presque pas perceptibles à l'œil nu, à moins de frotter les parties malades avec le doigt ou un morceau de linge. On voit la desquamation se montrer comme une poussière fine, blanche, sèche, farineuse, se détachant de la surface du corps.

« Si la forme scarlatineuse a été plus marquée dans l'exanthème, l'exfoliation épidermique aura lieu par petites pellicules ou lamelles fines, sèches, qui se séparent par lambeaux plus ou moins étendus de la surface du derme et se réduisent aussi très-facilement en subtile poussière par le frottement.

« Les lambeaux d'épiderme seront encore plus larges, plus étendus, si la poussée avait les caractères de l'érysipèle. Alors les pellicules épidermiques se détachent de la surface cutanée en larges bandes qui laissent voir au-dessous le derme encore plus ou moins irrité et dans un état de congestion qui va insensiblement disparaître.

« Ces symptômes se présentent dans la règle du dix-huitième au vingt-cinquième jour et, selon que la marche de l'éruption aura été plus ou moins rapide ou plus lente, la desquamation peut être terminée plus tôt ou plus tard.

« Lorsque la desquamation est complète, que toute rougeur a disparu, que les gonflements, les enflures des parties qui ont été atteintes ont fait place à une coloration normale, que la souplesse et l'élasticité de la peau sont revenues, on considère la

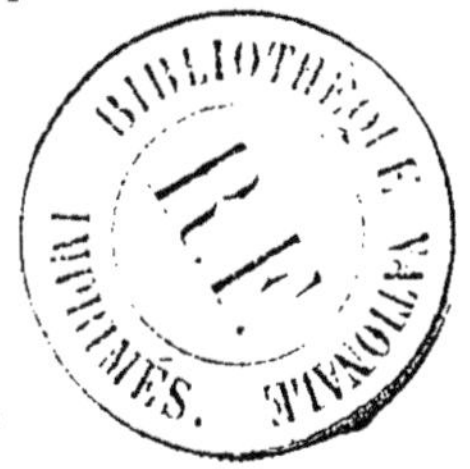

cure comme terminée et le malade peut cesser alors tout traitement. A ce moment, nous sommes arrivés au vingt-cinquième et quelquefois au trentième jour.

« Tel est, rapidement esquissé, le tableau de l'exanthème spécifique de Loèche, quand son cours est régulier et que tout se passe d'une manière normale. Mais il est loin de présenter toujours le même caractère de régularité dans son évolution. Et lors même qu'il n'éprouve dans sa marche aucun trouble marqué, il n'en est pas moins vrai qu'il subit des modifications nombreuses qui dépendent d'une foule de circonstances.

Les anomalies elles-mêmes peuvent se produire à toutes les périodes de l'éruption, c'est-à-dire au commencement, au milieu, ou vers la fin de la cure.

« Souvent et sans cause appréciable, la poussée fait des écarts étonnants. Au commencement de la cure et quelquefois dès les premiers bains, on la voit faire une explosion subite, se développer très-promptement, prendre une marche précipitée et parcourir les diverses périodes avec une telle rapidité que souvent tout semble terminé vers le quinzième jour. Mais il n'en est pas ainsi. Lorsque tout a disparu et que le malade se croit à la veille de son départ, nous voyons souvent, après les poussées de cette nature, des retours inattendus. Une nouvelle poussée fait son apparition; des rougeurs partielles limitées se montrent sur quelques parties de la surface cutanée et, si elles ne sont pas aussi étendues que celles qui ont paru la première fois, elles prennent un caractère d'acuité assez prononcé pour obliger le malade à reprendre et à continuer ses bains, jusqu'à ce que cette nouvelle éruption ait disparu et que tout soit rentré dans l'état normal, ce qui peut retenir le malade à Loèche pendant un assez grand nombre de jours.

« D'autres fois, au lieu de cette rapide et pour ainsi dire double éruption, on voit souvent les poussées tardives ne se montrer qu'après le quatorzième, le seizième, même le dix-huitième jour et au moment où le malade ne pensait plus la voir apparaître. Les poussées hâtives, comme les poussées tardives, ne traversent jamais régulièrement les phases diverses de leur évolution. La sortie de l'éruption se fait trop tôt ou tard, le développement est trop rapide ou se fait attendre outre mesure; il est incomplet. L'éruption, au lieu de devenir générale, se localise, et se fixe de préférence à quelques parties du corps seulement: par exemple, aux extrémités supérieures, pendant que les inférieures en seront exemptes et *vice versa*.

« Dans ces sortes d'éruptions, on voit que l'économie ne se trouve pas dans les conditions ordinaires. Il n'est pas rare de les voir accompagnées d'une série de symptômes insolites qui ne se rencontrent pas lorsque l'exanthème suit son cours normal. Il peut survenir de la céphalalgie, des étourdissements, de la dyspnée; les organes digestifs éprouvent des troubles de divers genres; l'appétit disparaît; il survient de la diarrhée ou de la constipation, de l'agitation, de l'insomnie; le tout accompagné d'un mouvement fébrile de la circulation qui constitue un état de malaise assez sérieux pour que le médecin doive s'en préoccuper et intervenir.

« Fréquemment, la poussée qui dans sa première période d'évolution a marché de la manière la plus régulière, prend tout à coup des proportions extraordinaires. L'éruption redouble d'intensité, la rougeur est plus diffuse, plus sombre; le gonflement des articulations et des parties charnues des bras, des cuisses, des jambes, prend un tel développement que le malade ne peut plus marcher sans éprouver de vives douleurs. Les parties gonflées se crevassent profondément, laissent échapper, à travers ces larges fissures, un liquide abondant, séreux, limpide, visqueux qui tache et colle fortement le linge aux parties malades. La fièvre s'allume, la soif devient ardente, l'agitation augmente, le sommeil disparaît; le malade passe des nuits sans repos, tourmenté par la cuisson et une sensation de tension extraordinaire des parties enflées et humides. Le malade, ne pouvant plus faire le moindre mouvement, est obligé de se faire transporter de son lit au bain, du bain dans son lit qu'il ne peut quitter.

« En présence de cet ensemble de symptômes qui constituent un état assez grave, le meilleur moyen de tempérer un peu la violence de l'éruption et de tous les malaises qui l'accompagnent, c'est de faire usage de quelques boissons rafraîchissantes, de diminuer la durée et de baisser un peu la température du bain. Mais il ne faudrait, à aucun prix, suspendre le traitement, ce qui entraverait la marche de l'éruption, la rendrait peut-être stationnaire; bien plus, il y a danger de répercussion, et chacun peut se rendre compte des conséquences fâcheuses auxquelles on s'exposerait par un tel procédé. Car de tous les accidents qui peuvent arriver, pendant la cure, la disparition subite de l'exanthème est le plus dangereux et le plus à craindre [1].

1. Il nous paraît inutile d'insister sur ce point que la disparition de l'exanthème est un symptôme et que ce sont les causes de ce symp-

« Après avoir suivi une marche régulière et presque entièrement disparue, quelquefois, vers la fin de la cure, la poussée a des retours aussi inattendus que désagréables. Aujourd'hui de nouvelles rougeurs se montrent sur un bras, demain sur une jambe, disparaissant souvent après quelques heures pour faire place à d'autres qui se montrent ailleurs et disparaissent avec la même rapidité. Ces retours de poussée, à la fin du traitement, sont très-fréquents. La moindre cause peut les provoquer. Un bain un peu trop chaud, une soirée où l'on aura dansé, une course un peu fatigante, peuvent les produire, et souvent ils se manifestent sans cause appréciable. Cet état est ordinairement accompagné de démangeaisons insupportables et continuelles qui tourmentent les malades, surtout pendant la nuit, et qui annoncent que bien que les rougeurs aient disparu, il reste dans le derme une irritation profonde qui ne peut disparaître que par les eaux.

« Rien n'impatiente les malades autant que ces récidives de poussée qui les retiennent à Loèche bien plus longtemps qu'ils ne s'y attendaient. Pour hâter le dénoûment, on a alors recours aux moyens dérivatifs. On administre les purgatifs; on applique des ventouses scarifiées; on condamne le malade à un repos absolu; on lui défend l'usage du vin, du café, etc., sans, pour tout cela, que les choses marchent plus vite. La plupart du temps, l'action de tous ces moyens n'est que momentanée ou nulle. La ventouse, par exemple, en opérant la déplétion du réseau capillaire cutané, fera bien pâlir la peau un instant, mais plus tard les rougeurs se reproduisent. L'irritation ne cède pas à l'emploi de ces moyens que nous appellerons forcés, mécaniques. »

Nous croyons nécessaire d'insister sur ce fait que la poussée ne se produit pas dans tous les cas. Elle n'est pas indispensable au succès de la cure, et cela est bien compréhensible quand on analyse le mode d'action des moyens thérapeutiques qui sont en jeu. Souvent la poussée ne se montre que faiblement; quelquefois elle est inappréciable, soit qu'elle soit masquée par la maladie en traitement (ulcères, maladies cutanées vésiculeuses ou pustuleuses), soit idiosyncrasie du malade. *La cure ne*

tôme qu'il faut attaquer. La répercussion nous paraît ainsi un phénomène pris à rebours (Dr REICHENBACH).

reste pas pour cela sans succès[1]. Ceci appuie fortement notre opinion sur les phénomènes provoqués par la cure dite de Loèche et leur intensité variable.

CRITIQUE DES OPINIONS ACTUELLES.

Pour expliquer les guérisons ou les améliorations produites par la cure de Loèche, ainsi que cet exanthème thermal à manifestations particulières, on a cherché, quelquefois par la méthode d'exclusion, quelquefois par l'éclectisme, à satisfaire les esprits qui ne se contentent pas du résultat lui-même.

1° On a attribué cette action thérapeutique indiscutable à une cause mystérieuse inhérente à la source (Quellengeist) et au-dessus de la science humaine. Cette opinion se retrouve partout où des guérisons, soi-disant miraculeuses, frappaient l'esprit de populations ignorantes. Cette croyance rencontre bien des fidèles; elle est trop souvent le refuge de ceux mêmes qui devraient chercher le plus la lumière et assurer scientifiquement le crédit médical accordé à la thérapeutique appliquée à Loèche-les-Bains.

2° D'autres attribuent aux principes minéraux contenus dans l'eau thermale une action presque exclusive. Loèche appartient à la classe des eaux *gypseuses* (*terreuses*, *sulfatées calciques*), légèrement *ferrugineuses* et *arsenicales*. Presque tous les auteurs admettent que les eaux de Loèche ont une action spécifique, par l'intermédiaire de la peau, impossible à reproduire artificiellement ou par d'autres eaux thermales, soit que cette action consiste en une irritation seulement locale par le contact des sels dissous, soit qu'il y ait absorption cu-

1. Consulter une observation probante de J. H. GRILLET, *Loèche-Bains*, 1866, p. 171.

tanée de ces principes minéraux. Cette absorption est discutée.

Quelques-uns classent les bains de Loèche parmi les thermes indifférents, non-seulement au point de vue de la composition chimique, mais même dans leurs effets si particuliers.

3° Develey, professeur à Lausanne, à la fin du siècle dernier (1798), attribue l'action des eaux de Loèche uniquement à la température et à la prolongation du bain. Malgré l'approbation du conseil de santé dont il faisait partie, et qui était une autorité médicale ayant certains droits de censure, le professeur de physique et de mathématique citoyen Develey ne paraît pas avoir examiné la question sous tous ses points de vue. Il ne s'occupe des principes minéraux que relativement à leur effet possible par absorption. Il nie cet effet, estimant que la cure par la boisson devrait être suivie de meilleurs résultats que la cure de bains, si l'action des principes minéraux avait quelque importance. D'un autre côté, il considère assez justement l'action locale causée par les modificateurs : température et bain prolongé. Nous ne citons que pour être complet cet opuscule de 1798 ; mais d'autres ont comparé la poussée de Loèche à une simple brûlure. Il suffit de dire que la température des bains étant de 35° C., par conséquent inférieure à la température des organes internes, ne peut agir comme caustique, même léger. Cette assimilation ne peut donc être prise en considération.

4° Si quelques-uns se sont déclarés en faveur des opinions extrêmes, beaucoup ont sagement adopté un juste milieu, et attribuent les heureux résultats de la cure à des facteurs réunis : principes minéraux agissant spécifiquement, prolongation du bain, etc. Tous les médecins de Loèche ont insisté sur l'importance du bain prolongé, quoique méconnaissant généralement que la température admise (34 à 35° C.) ne produit qu'un effet local sur la peau. Elle constitue justement une zone neutre, un peu en dessous de la température interne du corps humain, où le bain n'amène pas de réaction générale directe. La plupart ont implicitement admis l'absorption cutanée par leurs hypothèses sur le mode de certaines guérisons [1]. On ne peut expliquer dans tous les cas l'action des eaux de Loèche; c'est qu'il est bien difficile de réunir tous les éléments d'une étude semblable. Les effets obtenus dans la thérapeutique journalière peuvent éclairer le mode d'action de la cure de Loèche. En observant des faits de thérapeutique balnéaire, nous devons, pour remonter à leurs causes multiples, chercher l'effet de chacune de ces causes prise à part : température de 34 à 35° C., bains prolongés, irritation cutanée, conditions climatériques toutes spéciales, etc.

THÉORIE PHYSIOLOGIQUE DE LA CURE DITE DE LOÈCHE.

Des malades atteints d'affections bien diverses trouvent chaque année, à Loèche, une guérison ou une amélioration de leur état. Quel est le moyen thérapeutique qui amène cet heureux résultat? Il ne nous suffit pas de répondre : C'est l'effet des eaux ou de la cure. Les agents divers ont une importance relative. La tâche de l'homme de l'art est de chercher à la mesurer, et il doit arriver ainsi à des résultats plus satisfaisants que l'empirique. C'est, du reste, encouragé par le succès que nous nous efforçons de faire ressortir les avantages de

1. On a même mis en cause des forces électro-dynamiques agissant dans l'intérieur de la terre pour agréger d'une façon particulière et efficace les principes minéraux en dissolution dans les eaux thermales. Un peu plus loin, le même auteur nie l'absorption cutanée. Tout cela doit-il sous-entendre des actions à distance? ou ne serait-ce qu'une distraction?

telle ou telle modification de la cure ayant pour but de favoriser l'action d'un des agents thérapeutiques indiqués plus positivement dans le cas donné. Remarquons que nous ne rompons pas avec la tradition. Nous aussi, nous considérons la cure dite de Loèche, dans ses prescriptions originales et uniques parmi les méthodes balnéaires actuellement en usage, comme indispensable à ses résultats si remarquables. Nous voudrions seulement faire modifier cette méthode suivant chaque cas particulier. La constitution des eaux minérales de Loèche est inhérente aux sources mêmes, ainsi que leur situation topographique; la façon d'appliquer les bains, leur durée, leur température, les moyens adjuvants, voilà ce que nous donnons comme les armes du praticien dans ce résumé de nos observations. Nos conclusions ne concordent pas entièrement avec les idées en cours sur ces points.

§ 1. — Température du bain.

Les bains se prennent à Loèche en société; on est arrivé, en tâtonnant, à en fixer la température de 34 à 35° C. Elle est généralement supportée de chacun. L'empirisme s'est ici trouvé d'accord avec les recherches scientifiques expérimentales.

M. Beni-Barde [1] appelle cette moyenne le *degré neutre*. La *zone neutre*, dans les limites peu étendues au-dessus et au-dessous de 34° C., comprendrait les variabilités de l'idiosyncrasie. Il est, en effet, des malades impressionnés par un bain de 34° C., comme un homme normalement sain le serait par un bain plus chaud ou par un bain plus froid. Au degré neutre, appelé *degré isotherme* ou *température normale* du bain, par Kuhn, le bain n'abaisse ni n'élève la cha-

1. *Traité d'hydrothérapie*, Paris, 1874.

leur propre au corps, il ne doit avoir aucun effet sur les battements du pouls. Il amollit la peau, facilite la desquamation, dissout la matière sébacée. Il relâche les fibres contractiles du tégument, ouvre les pores, favorise la dilatation des vaisseaux capillaires cutanés et y augmente ainsi l'afflux du sang. La nutrition de la peau ne doit-elle pas en être modifiée?

A 35° C., le bain a, pour quelques-uns, une action légèrement stimulante sur le système nerveux. Dans les premiers jours de la cure, les bains sont encore courts; leur action est bien favorisée par le climat alpestre. C'est à cette réunion de circonstances que doivent se rapporter les phénomènes de cette période de la cure : vitalité générale prononcée, stimulation nerveuse. Dans la seconde semaine, les bains sont de longue durée; certains troubles, qui apparaissent à cette époque, si la réaction locale et inflammatoire consécutive à l'irritation cutanée ne se produit pas, peuvent être rapportés plutôt à une sédation du système nerveux. La stimulation trop prolongée fait place, chez beaucoup, à l'affaissement, et ceci doit être pour nous un jalon dans l'application du moyen thérapeutique, surtout dans la cure dite hygiénique.

Nous nous proposons donc, en usant du bain à 35° C. :

a) D'éviter, à la plupart des malades, l'excitation ou la sédation, idiosyncrasique chez quelques-uns auxquels les bains doivent être ordonnés à la température qui constitue pour eux le degré neutre.

A 35° la réaction générale est nulle pour beaucoup, insignifiante pour un grand nombre. Le degré neutre et ses avantages doivent être recherchés dans le bain prolongé, autant que possible. Cela peut s'obtenir dans les bains particuliers pour ces cas exceptionnels où l'on doit élever ou abaisser la température, à cause de ses effets contraires ou inutiles au but cherché (ne pas confondre la réaction générale avec celle toute locale dans la circulation cutanée);

b) De rendre la peau plus sensible à l'irritation par les principes minéraux, soit aussi à leur action stimulante locale, substitutive ou dérivative;

c) De favoriser les conditions où l'absorption cutanée est possible;

d) D'amener un excès de sang au tégument, de modifier ainsi sa nutrition (eczémas, acnés, furoncles, etc.). Ce phénomène est encore augmenté par l'irritation locale, dont l'action toute spéciale sera expliquée plus loin.

§ 2. — Durée du bain.

Le bain prolongé est la condition *sine qua non* de la cure dite de Loèche, dans ses applications les plus anciennes et les plus heureuses.

Nous ne croyons pas qu'on arrive sans lui aux phénomènes spécifiques. Bien des auteurs citent des cas de poussée survenue après un seul bain; on raconte même qu'une femme de chambre eut une éruption pour avoir séché les linges de sa maîtresse. Nous ne doutons pas de l'apparition possible de rougeurs dans des circonstances analogues; mais nous voudrions voir accompagner ces assertions de détails plus circonstanciés. Or, on croit que, seules, les eaux de Loèche guérissent la poussée, qu'il y a danger à ne pas se servir de ce moyen; — d'où, pour éviter cedit danger de « poussée rentrée », bains assidus et prolongés qui confirment le diagnostic. Nous n'avons trouvé nulle part, dans ces observations, la description de cette éruption précoce et de son évolution. Cela nous frappe d'autant plus, que partout les points distinctifs entre la poussée de Loèche et les rougeurs qui suivent l'usage des bains indifférents, sont relevés jusqu'à en faire des éruptions tout à fait différentes. Dans notre expérience personnelle, nous n'avons pas rencontré de cas si extraordinaires; nous avons même appliqué avec système les bains de courte durée dans la cure dite hygiénique sans apparition de poussée. On peut éviter la poussée en modifiant la température du bain, bien plus surtout en réglant sa durée sur l'idiosyncrasie du malade, le plus ou moins d'irritabilité de son tégument. M. le docteur J. Aloïse Minnich donne une description de l'éruption balnéaire[1], produite par des bains prolongés à Bade, en Suisse. Certains symptômes sont analogues à ceux de la poussée de Loèche. Mais l'évolution de l'éruption de Bade est bien plus lente. Là, c'est une durée de cinq à six semaines; l'apparition des rougeurs n'a lieu qu'entre le quatorzième et le vingt et unième jour, tandis qu'à Loèche, l'éruption commence du sixième au dixième jour et se termine par desquamation dans les premiers jours de la quatrième semaine. L'intensité des phénomènes serait aussi moindre à Bade. A quoi attribuerons-nous cette action plus rapide des bains prolongés à Loèche, et surtout leur effet tout particulier sur certaines maladies, les dermatoses humides, par exemple, si ce n'est aux principes minéraux en dissolution dans l'eau, aidés peut-être par des conditions d'altitude et de climat spéciales? Mettre les sources de Loèche au nombre des thermes indifférents, serait méconnaître leur action toute spéciale, se contenter d'un système de classification ayant pour base la composition chimique et perdre de vue les grands avantages des méthodes de classification naturelles. Nous disons que le bain prolongé est la condition nécessaire de la cure dite de Loèche, attribuant leur action bien spécifique aux principes minéraux dissous dans l'eau. Cette irrita-

1. *Miliaire thermale, éruption thermale, Hydroa balneatorum miliaris, Psydratia thermalis.* — Bade par le Dr J. Aloïse Minnich, 1872, p. 73.

tion est insignifiante dans un bain de courte durée, ou mieux, elle peut être surveillée. En la favorisant par les bains prolongés, comme aussi par la température de 34 à 35° C., elle devient prépondérante et nous expliquerons plus loin comment.

Le bain de longue durée a donc pour but :

a) De prolonger jusqu'à effet le contact de la peau avec les principes minéraux dissous dans l'eau thermale (voir § 3, B);

b) De donner peut-être à l'absorption cutanée quelque importance au moment où elle est possible, ce qui est insignifiant dans un bain de courte durée (voir § 3, A);

c) De prolonger et de rendre considérables les effets de la chaleur humide sur le tégument : macération de l'épiderme, modifications de la nutrition de la peau importantes surtout lorsque la réaction inflammatoire, consécutive à l'irritation, est arrivée à la période d'état et à celle de régression. Le bain calme aussi la cuisson vive et les démangeaisons dans les périodes finales de la poussée. Il est alors le seul moyen efficace; mais il agit par sa température *constante* (dègré neutre), et en même temps, quoiqu'on n'ait jamais à Loèche relevé cette particularité, en empêchant le contact de l'air avec un tégument plus ou moins dépourvu d'épiderme, dont la surface, alors profondément modifiée, n'éprouve pas l'action des agents irritants en dissolution dans l'eau. (Voir § 3, B, *Irritation cutanée et réaction.*)

Qu'il nous soit permis de parler ici en faveur des bains de piscine et de société. Cette installation, qui paraît défectueuse au premier abord, facilite, plus qu'on ne se l'imagine, deux conditions excellentes d'une bonne cure. La température doit rester constante pendant un bain prolongé pour éviter les réactions physiologiques qui résultent de ses variations. Il est inutile de rappeler les travaux qui ont mis ces faits en évidence. On ne saurait croire combien cette condition est difficile à obtenir dans des baignoires, à cause de la masse d'eau peu considérable qui se refroidit trop vite, se réchauffe ensuite trop rapidement si l'on ouvre les robinets, à cause aussi de la négligence du malade, auquel la surveillance de son bain doit être forcément laissée. Dans une piscine, le refroidissement est très-lent, la prise d'eau nouvelle est petite, relativement à la masse du bain; d'ailleurs, la surveillance jalouse de chaque baigneur agit si exactement, que la température oscille dans des limites très-étroites; ce fait est constaté chaque jour.

Le mouvement que l'on peut faire dans les piscines est une bonne chose : il distrait; il agite l'eau et amène toujours d'autres couches en contact avec la peau. Peu de personnes s'astreindraient à rester plusieurs heures dans une quasi-immobilité. Tous les baigneurs de Loèche jouissent de ces avantages; les carrés particuliers même sont assez grands pour y prendre un certain exercice.

Voudrions-nous comparer les effets d'une solitude de plusieurs heures ou d'un bain de société sur le moral des baigneurs? Il serait oiseux de relever les avantages du bain de société. A distance, cela paraît étrange; de près, il faut bien constater qu'il y a prévention à ne pas y participer. L'intérêt de chacun, sûr garant, est lié au bon ordre et à la stricte observation des convenances et des règlements par tous.

§ 3. — Principes minéraux et leurs effets.

M. A. Rotureau[1] définit les sources de Loèche comme *hyperthermales*, *sulfatées calciques moyennes*, *azotées et carboniques faibles*. Nous ajouterons qu'elles sont légèrement *ferrugineuses* et *arsenicales*.

Quelle est la part de chacun des principes en dissolu-

1. *Dictionnaire encyclopédique des sciences médicales*, Dr A. DECHAMBRE.

tion[1] dans l'action commune? Par analogie, et du seul fait que le sulfate de chaux a la prééminence dans le résidu que laisse l'évaporation de l'eau, on lui a attribué une importance plus grande. On a supposé aussi des combinaisons de nature et de propriétés inconnues jusqu'ici, soi-disant caractéristiques des dissolutions dans les eaux naturelles. Nous nous contenterons des faits acquis. Laissant toute hypothèse de côté, observons l'action de l'ensemble, telle que l'expérience nous la fait apprécier. Nous serions porté à considérer un modificateur organique, non selon sa masse, mais selon l'activité de ses propriétés. Il est peut-être heureux, pour la cure externe telle qu'elle est, que l'arsenic ne soit pas en quantité plus considérable dans les eaux de Loèche.

Les principes minéraux peuvent agir de deux manières : ils sont absorbés et modifient la nutrition en changeant les qualités du sang, des liquides nourriciers et des tissus eux-mêmes. Ils amènent, par irritation des surfaces avec lesquelles on les met en contact, une réaction proportionnelle dans les limites de l'idiosyncrasie. Ces deux modes d'action peuvent être simultanés. Si les preuves de l'absorption cutanée sont difficiles à établir, l'irritation paraît évidente à Loèche, d'après le caractère des phénomènes de réaction consécutive. Enfin, l'action de ces agents dans un bain est dépendante de l'état de la peau qui doit opérer l'absorption ou subir l'irritation. Chose curieuse, c'est pour avoir négligé d'observer les fonctions du tégument aux diverses périodes de la cure, — cette condition si clairement et absolument nécessaire aux effets des principes minéraux dans un bain, — que les auteurs qui constataient la suite des modifications cutanées dans la « poussée » n'ont pu s'entendre sur ses causes ni sur le mode d'action des eaux de Loèche. Pour tous, en dernière analyse, les bains de Loèche sont un

1. Voir l'analyse.

agent simple, incompréhensible, qui fait et défait, qui amène l'éruption thermale et la guérit, puisque ce modificateur reste évidemment le même tout le temps de la cure. Nous espérons expliquer comment cette action du modificateur peut être variable, et cela à cause des changements apportés dans les fonctions de la peau par la réaction inflammatoire qui suit l'irritation du tégument et par l'état anatomique qui en résulte.

A. *Absorption cutanée.* L'absorption cutanée est un fait physiologique reconnu d'une façon générale. L'absorption dans le bain a été niée, puis on l'a déclarée insignifiante dans ses effets à propos des bains médicamenteux. Exposer ces discussions est en faire la critique.

Helfft[1], s'appuyant sur des expériences faites en Allemagne, la nie d'une façon absolue. Béclard[2] écrit : « L'absorption des liquides par la peau est difficile à démontrer, mais elle n'est pas moins certaine... Le bain tiède (20 à 25° C. environ) paraît être le plus favorable à l'absorption cutanée. La quantité d'eau qui peut ainsi pénétrer dans les voies de l'absorption s'élève rarement au-dessus de 30 à 40 grammes pour un bain entier de trois quarts d'heure à une heure de durée. » Les expériences sur lesquelles il se base sont compliquées de deux éléments étrangers : l'exhalation cutanée et l'évaporation pulmonaire peuvent compenser l'absorption et même la surpasser en quantité à des températures au-dessus d'une zone neutre. Ainsi, la pesée n'est pas un moyen d'expérimentation concluant. On ne peut, dans ces conditions, apprécier suffisamment l'exhalation cutanée et les qualités de cette exhalation. Quant à l'évaporation pulmonaire, elle est presque nulle dans un air chargé de va-

1. Balnéothérapie.

2. *Dictionnaire encyclopédique des sciences médicales*, Dr A. DECHAMBRE.

peurs. On s'appuie alors sur des expériences ayant pour but de retrouver dans les excrétions des médicaments en dissolution dans un bain. Delore a constaté l'absorption soixante-neuf fois dans 138 expériences. MM. Villemin et Homolle ont trouvé de l'iode dans l'urine après un bain contenant de l'iodure de potassium. Westrumb expérimenta avec le musc et le ferrocyanure de potassium. Certains accidents (empoisonnements par le laudanum, par la nicotine) ont prouvé, trop malheureusement, la réalité de l'absorption. Il nous est arrivé à nous-même de constater les premiers symptômes de l'iodisme après sept bains de demi-heure à une heure, contenant 1 gramme d'iode et 4 grammes d'iodure de potassium, l'absorption des vapeurs par le poumon étant évitée, autant que possible.

MM. J. J. Louis Bremond et Ern. Bremond [1] croient que l'absorption dans un bain a lieu en si petite quantité, qu'elle peut être considérée comme nulle au point de vue thérapeutique. Ils citent pourtant les conclusions du Dr Reveil : « L'absorption par le bain, dit-il, ne s'effectue que dans des circonstances exceptionnelles et très-rares; elle n'a point lieu dans les cas habituels : le savonnage de la peau, les frictions prolongées, les corps irritants et certains dissolvants la facilitent. » Or, la « baignée » a lieu, à Loèche, dans ces circonstances exceptionnelles. L'irritation est un phénomène constant. Quant au savonnage et aux frictions dans le bain, nous ignorons si on les a pratiqués avant nous à Loèche, dans le but de favoriser l'action thérapeutique; nous n'avons pu arriver encore à des conclusions. La température du bain est à 35° C. et sa durée de plusieurs heures. Tous ces facteurs peuvent bien être suffisants pour débarrasser la peau de la matière sébacée. Si l'absorption a lieu

1. *Absorption cutanée*, 1873, page 6.

par imbibition de l'épiderme elle ne peut se faire mieux que dans un bain prolongé. MM. Bremond, cités plus haut, indiquent d'après leurs expériences que l'absorption cutanée dépend de ces deux conditions. Ils croient qu'un degré de température supérieur à celui du corps est nécessaire pour qu'il y ait absorption. Cela signifie seulement que dans les conditions où ils se placent (bains de vapeurs), l'imbibition est un résultat de sudation ; dans le bain elle est la suite du contact de l'eau. Les expériences de Barthold sont celles qui se rapprochent le plus des conditions de « baignée » à Loèche. Après une immersion d'un quart d'heure, la température de l'eau étant à 35° C. et celle de l'air à 18° C., il constatait un accroissement du poids du corps, de 12 grammes. Pour nous, nous croyons à l'absorption dans le bain et plutôt par la peau, considérant combien est peu étendue la surface des muqueuses externes auxquelles on attribue quelquefois exclusivement la faculté d'absorption constatée.

Quoi qu'il en soit, nous citerons ici une hypothèse de M. H. Bischoff, professeur de chimie à Lausanne, exposée en 1849 par M. le Dr Delaharpe en Société vaudoise des sciences naturelles :

« Le sulfate de chaux est un des sels qui se décomposent le plus facilement au contact de plusieurs substances d'origine animale. Les bouteilles d'eau de Loèche, expédiées au loin, dégagent parfois une quantité assez sensible d'acide hydrosulfurique, pour faire croire à l'existence de ce gaz à la source[1]. L'émission d'une odeur sulfureuse par les bassins et les mares de Loèche est le résultat d'une décomposition analogue qui a trompé plus d'un observateur.

1. Constatations faites par M. Payen. *Notice sur les eaux minéral de Loèche*, par C. J. Bonvin, 1834, Genève, page 48.

« La décomposition du sulfate de chaux est accélérée dans ces circonstances par la présence d'un proto-sel de fer. C'est à la présence du carbonate d'oxydule de fer dans l'eau de Seltz qu'il faut attribuer pour une part la formation de l'acide hydrosulfurique aux dépens du sulfate de chaux; c'est à elle encore que celle de Loèche doit de présenter promptement le même phénomène. »

« Ces faits posés, on ne saurait douter que, par un séjour de quatre, de cinq et de six heures dans l'eau de Loèche, une assez forte proportion de sulfate de chaux et un peu de protocarbonate de fer ne pénètrent au travers de la peau par voie d'endosmose. Ces sels, arrivés au contact plus intime des liquides renfermés dans les tissus, s'y décomposent. L'acide hydrosulfurique, résultat de la décomposition immédiate du sulfure de chaux, n'étant point aisément éliminé par la peau, s'exhale par le canal intestinal sous forme de flatuosités. Chaque baigneur sait, en effet, que le premier et le plus constant effet de la cure est de produire des flatuosités sulfureuses abondantes, quel que soit, d'ailleurs, le genre de l'alimentation ou la disposition physiologique du baigneur. Cet effet ne se prolonge pas durant toute la cure, mais va en s'affaiblissant à mesure qu'on approche de la terminaison : qu'en conclure? si ce n'est qu'il arrive un moment où l'organisme n'est plus en mesure de fournir à la décomposition du sulfate de chaux, ou peut-être, ne l'absorbe plus avec la même facilité. »

Plus loin, nous donnerons les raisons anatomiques qui nous feraient croire, par analogie, que l'absorption cutanée n'a pas lieu pendant toute la durée de la cure. Nous avons cru devoir citer cette observation de M. le professeur Bischoff, complétement abandonnée dans les derniers travaux sur Loèche. Cette théorie n'empêchait point M. Bischoff d'attribuer la plus grande part dans l'apparition de la poussée à la chaleur du bain, sa prolongation et l'action irritante du sel calcaire sur la peau.

Et maintenant, quelles seraient les conséquences d'une absorption journalière d'une minime quantité d'arsenic et de chaux? Elles ne nous paraissent pas insignifiantes dans les maladies où la nutrition est anormale. L'arsenic est, à l'intérieur, un médicament très-usité contre les dartres. La scrofulose, le rachitisme, le rhumatisme, la goutte peuvent être avantageusement modifiés par la médication qui tend à neutraliser les acides dans les liquides de l'organisme (traitement par les alcalins, la chaux). Nous n'affirmons pas, étant sans preuves suffisantes, mais nous constaterons pourtant que les heureux effets de la cure de Loèche, dans ces maladies, ne peuvent être rapportés uniquement à la température des bains et au climat alpestre.

B. *Action de contact de l'eau minérale.* C'est au contact de l'eau minérale avec le tégument, contact intime, puisque l'épiderme macéré permet l'imbibition et même l'absorption, c'est à ce contact que nous attribuons l'action irritante qui produit l'éruption thermale. On emploie quelquefois les bains prolongés à Bade, en Suisse. Là aussi, il survient un exanthème balnéaire, qui a naturellement certains traits communs avec la poussée de Loèche. A Bade comme à Loèche, il y a macération, action prolongée de la température à 35° C., mais l'irritation a des effets bien moins sensibles. On ne peut assimiler l'une à l'autre les deux éruptions thermales. Les différences sont bien marquées dans l'intensité des phénomènes, dans les effets thérapeutiques (dermatoses humides), dans la rapidité d'évolution de l'affection critique. Or, le sulfate de chaux prédomine dans les eaux de Bade $\left(\frac{1,414}{1,000}\right)$, comme dans celles de Loèche $\left(\frac{1,52}{1,000}\right)$; l'arsenic seul serait spécial à ces dernières. Il faut encore accorder une attention sérieuse à la méthode employée, aux conditions locales, climatériques et topographiques. Dans les bains de piscine, les couches d'eau en contact avec la surface externe sont plus constamment renouvelées. Les baignoires sont d'un service plus facile, mais elles forcent le malade à une quasi-immobilité, difficile à supporter longtemps, et qui a ses inconvénients pratiques. L'eau thermale étant surabondante, nous croyons avantageux de conserver à Loèche les piscines actuelles et de persister dans ce système d'installation. Nous verrons plus loin quels sont les effets de l'altitude sur l'organisme.

L'irritation locale peut être favorisée artificiellement par certains moyens accessoires, employés selon les cas. Pour éviter ses effets, il faut surveiller les résultats obtenus, limiter la durée des bains, les suspendre si l'irritation devient évidente, employer des dérivatifs, etc.

Quelle est la nature de cette irritation? De quel ordre sont les phénomènes qu'elle produit? Un bain simple à 35° C. a pour effet d'amener une hyperémie de la peau. Les expériences de MM. Ollier et Bernard tendent à faire admettre qu'une hyperémie, même prolongée et intense, n'amène pas par elle-même un travail inflammatoire. L'irritant qu'on applique aux parties hyperémiées aurait une action moins énergique[1]; mais *les parties lésées tendent à se réparer plus promptement*[2] dans ces conditions. L'irritation est manifeste à Loèche malgré l'hyperémie; la poussée est la réaction inflammatoire bien caractérisée qui en résulte.

Cette réaction est-elle directe? Prend-elle naissance dans les éléments anatomiques mêmes qui peuvent être atteints par imbibition? Serait-ce une réaction *cellulaire?*

1. CHARCOT, SNELLEN, VIRCHOW, O. WEBER, SINITZIN, CL BERNARD.
2. J. M. CHARCOT, *Leçons sur les maladies du système nerveux*, 1875, t. I, p. 135.

Ou bien est-elle produite par intervention du système nerveux, intervention provoquée par l'irritation des ramifications et terminaisons des nerfs cutanés ? On ne peut procéder ici que par analogie, à cause de la difficulté de rechercher histologiquement quels éléments anatomiques de la peau participent à la réaction inflammatoire. Tout ce que nous pouvons dire, c'est que l'intensité de l'inflammation semble dépendre surtout du développement du système conjonctif. Il est certainement prédominant, quand on peut constater une couche adipeuse sous-cutanée bien développée. Or, les baigneurs qui présentent un certain embonpoint ont plus facilement et plus fortement la poussée. Grillet, autrefois médecin à Loèche, discutant contradictoirement l'irritation attribuée alors au sulfate de chaux, niait son importance. Il disait que la cure de Loèche ne produit que peu ou point de poussée chez les individus à peau fine, blanche, transparente, souple, — femmes nerveuses et délicates, chlorotiques, etc., — là où, selon lui, l'irritation aurait dû être la plus active. Ces caractères sont aussi ceux d'un tégument amaigri et atrophié. Or, l'inflammation ne peut, dans une peau ainsi caractérisée, atteindre à la même intensité, parce que le champ principal où elle s'exerce, *sa voie de propagation la plus favorable*, les cellules conjonctives et leurs dérivées y sont d'une prééminence moins prononcée. Le gonflement, la prolifération cellulaire, les phénomènes de l'inflammation y seront moins visibles. L'intensité du phénomène dépend seulement de conditions locales. L'idiosyncrasie n'est peut-être ici que la conséquence de conditions anatomiques.

Nous n'osons rien affirmer à propos du mode suivant lequel l'irritation provoque la réaction inflammatoire, soit la poussée. Mais si nous faisons un parallèle entre ce phénomène et les troubles trophiques cutanés (soit de nutrition) consécutifs à des lésions ou à l'irritation des nerfs dans leur trajet, nous remarquons des faits instructifs. La poussée prend diverses formes. Les lésions des nerfs amènent toutes ces formes, variables on ne sait pourquoi. La proposition contraire ne serait pas exacte, la poussée ne reproduit pas toutes les affections cutanées consécutives aux lésions des nerfs. C'est que l'irritation de la peau par l'eau thermo-minérale de Loèche est un modificateur constant, tandis que les lésions des nerfs se différencient de toutes manières : dans leur intensité, dans la durée, dans le mode lui-même du trauma, etc. Nous renvoyons, pour ce parallèle, d'une part, aux recherches de J. B. A. Mougeot[1]; de l'autre, à la description de la poussée de Loèche, par feu le docteur Grillet, reproduite *in extenso* au commencement de ce chapitre.

Cette influence du système nerveux périphérique sur la nutrition de la peau est encore peu connue. Pour le moment, nous n'oserions attribuer une forte réaction inflammatoire *seulement* à la prééminence de certains éléments anatomiques, pas plus qu'à une action nerveuse. Si l'on est jamais autorisé à ranger la poussée parmi les troubles trophiques cutanés consécutifs à des modifications dans les filets nerveux du tégument ou leurs terminaisons, on n'en devra pas moins rapporter son intensité à la texture intime de la peau, à la quantité relative de ses éléments anatomiques. Il est possible même que ces variations aient une cause purement physique ou mécanique : la densité plus grande du tissu atrophié qui s'opposerait à l'imbibition et résisterait aux causes de l'inflammation.

Un fait très-curieux peut jeter un certain jour sur la pathogénie de beaucoup d'affections de la peau. Sous l'influence de la cure de Loèche, on voit apparaître sou-

1. *Recherches sur quelques troubles de nutrition consécutifs aux affections des nerfs*. Paris, 1867.

vent des éruptions nouvelles de même nature que l'affection cutanée dont on cherche la guérison. Souvent même, ces éruptions sont plus généralisées. Le malade croit retirer du traitement plus de mal que de bien. Ces éruptions idiosyncrasiques ont généralement une évolution rapide. Sous l'action du bain à 35° C. et de longue durée, à cause de l'hyperémie prolongée du tégument, le travail de réparation, le retour à l'état sain s'accélèrent, — aussi bien quand il y a éruption nouvelle, idiosyncrasique ou normale, que lorsque l'irritation n'agit que sur des surfaces cutanées déjà affectées.

En nous résumant, nous dirons que la cure de Loèche amène une irritation locale, à réaction inflammatoire cutanée, connue sous le nom de poussée. La guérison de ces troubles trophiques est accélérée par le bain prolongé, de même que celle des affections dont l'irritation cutanée amène seulement une exacerbation salutaire.

C'est donc une perturbation dans la nutrition de la peau, qui modifie d'abord les conditions pathologiques actuelles et ramène ensuite le tégument à ses fonctions physiologiques normales en le maintenant un certain temps dans des conditions de milieu qui lui sont favorables. Ces deux moyens thérapeutiques, l'irritation stimulante et le bain prolongé, émollient, réunis dans l'application, n'agissent pas longtemps simultanément dans la cure de Loèche. En nous risquant encore ici sur un terrain nouveau, nous espérons apprécier justement l'action soi-disant inexplicable des eaux de Loèche qui produisent la poussée et la guérissent ensuite. L'irritation n'exerce pas son action pendant toute la durée des bains, d'après nos observations. Dès que la réaction inflammatoire s'est produite, qu'elle soit la poussée ou une simple exacerbation de l'affection en traitement, les conditions anatomiques de la peau opposent une barrière à l'action irritante des principes minéraux. Là comme ailleurs, la réaction inflammatoire isole le corps irritant des tissus vivants; on dirait plutôt dans le cas particulier qu'elle isole « les tissus vivants du corps irritant. » Elle est proportionnelle à la susceptibilité de chaque individu. Très-forte, elle ira jusqu'à l'affection connue sous le nom de faux phlegmon. La peau tendue, rouge, luisante, se fendillera, laissera suinter un liquide qui colle le linge au corps. Légère, ce sera un érythème bénin. Toutes ces formes sont suivies d'une desquamation épidermique quand la peau revient à l'état normal. La couche superficielle et protectrice éliminée, l'irritation agira de nouveau si l'on continue les bains. Il y aura une nouvelle poussée, plus légère parce que la réaction se fait plus tôt et que l'irritation agit moins longtemps. Il se produit en effet une nouvelle éruption symptomatique dans ces conditions. A Loèche, l'expérience a trouvé le moyen d'éviter autant que possible ces retours de poussée « en débaignant », c'est-à-dire en diminuant graduellement la durée du bain dès que l'éruption pâlit et que la desquamation commence. Cet usage est suivi de succès. La vérité de notre interprétation des phénomènes de la cure dite de Loèche est confirmée par cette desquamation consécutive à la réaction après laquelle les bains continués reproduisent à nouveau l'éruption, prouvant ainsi que la peau a récupéré à ce moment ses fonctions normales. Et d'ailleurs, tout ce qu'on appelle « retours de la poussée », poussées fugitives et réitérées se produit dans des cas où, pour une raison ou une autre, l'action de la cure n'a pas été régulière, soit que les bains aient été continués trop longtemps, soit que des interruptions forcées ou volontaires aient compromis les effets de la médication irritante. Celle-ci n'a pas été comprise comme elle doit l'être; il en résulte qu'elle n'est souvent pas assez surveillée.

La réaction inflammatoire, consécutive à l'irritation, est quelquefois nulle, même dans les cas où il n'existe pas d'affection cutanée qui masque son apparition. Les guérisons ou améliorations amenées par la cure de Loèche sans qu'on ait pu constater de poussée, n'ont rien d'incompréhensible. L'action du bain prolongé, les effets physiologiques de la chaleur humide, de l'absorption et de l'élimination cutanée agissent, pour leur part, tout aussi naturellement, sur l'affection qui indiquait le traitement. Il est légitime de regretter la production de cette éruption symptomatique dans les cas où l'irritation stimulante était indiquée. Les convictions du public sur ce point ne sont pas à combattre, d'autant plus qu'une réaction tout à fait nulle est *fort rare* après une cure systématiquement conduite. Nous avons vu que l'intensité de la réaction dépend peut-être du développement relatif d'un élément histologique.

Nous n'hésitons pas à nous mettre en désaccord sur un point avec nos prédécesseurs à Loèche. La poussée, les retours de poussée après la cure cèdent à un traitement approprié. Les eaux de Loèche n'ont pas seules le pouvoir de guérir l'éruption cutanée qu'elles causent. En ceci nous partageons l'opinion de la plupart de nos collègues du dehors, mieux placés pour ces observations que nous-même [1]. Des malades forcés d'interrompre la cure pour diverses raisons, des femmes surprises pendant la poussée par l'époque menstruelle, se remettent très-naturellement de l'éruption thermale. Il suffit généralement de soins hygiéniques, bains, etc. En revanche, beaucoup de malades viennent à réitérées fois retrouver la santé à Loèche après des rechutes d'une affection cutanée rebelle. On observe, chez ces malades surtout, les éruptions idiosyncrasiques dont nous avons parlé;

1. MEYER-AHRENS, etc.

ils les rapportent généralement, non pas à leur disposition morbide, mais à la cure elle-même, sous l'influence de laquelle l'affection disparaît de nouveau. De là vient sans doute la croyance susmentionnée. Nous avons vu en effet bien des affections cutanées rebelles à tout autre traitement balnéaire ou magistral céder après une cure à Loèche, fait relevé par M. le professeur Hardy [1] et bien d'autres autorités médicales.

§ 4. — Climat d'altitude et de montagne comme adjuvants à la cure dite de Loèche.

Nous renvoyons, pour l'étude plus complète de ces conditions tout essentielles, au chapitre de la cure dite hygiénique. M. H. C. Lombard [2] constate dans les régions montueuses moyennes (au-dessous de 2.000 mètres) les phénomènes physiologiques suivants : évaporation pulmonaire et *cutanée* plus facile, mouvement circulatoire plus prononcé *vers la périphérie*, par suite de la diminution de pression extérieure. Il est inutile de faire ressortir en quoi ces conditions favorisent tout spécialement les effets du côté du tégument cherchés par la cure dite de Loèche; leur action adjuvante ne peut se mesurer.

En revanche, l'abaissement de la température sur les hauteurs agit contrairement aux autres moyens thérapeutiques exposés jusqu'ici. Il en résulte que la saison des bains est courte, par la nécessité de profiter des mois les plus chauds de l'année. Les limites extrêmes sont des premiers jours de mai à la fin de septembre. Avant de se décider à une cure en mai ou septem-

1. *Leçons sur les maladies dartreuses*, par Hardy. 1868, p. 143, 165, 216, — *accidentelles*, 126, etc.

2. *Climats de montagne*. Genève, 1873.

bre, il faut cependant observer les conditions climatériques de l'année, se renseigner autant que possible. En cette année 1875, le mois de mai fut le plus beau de la saison et presque le plus convenable pour la cure, de même que les trois premières semaines de septembre. L'action contraire d'une température basse peut être balancée par des bains plus longs et certaines précautions hygiéniques. Les conditions climatériques de Loèche, à l'exception de sa position comme altitude, sont à peu près semblables à celles de toute l'Europe occidentale. Un printemps précoce en France, en Italie, sur le plateau suisse, etc., encouragera le baigneur à s'y rendre plus tôt, surtout pour des raisons d'urgence ou de convenance.

En toute saison le baigneur doit se munir de vêtements chauds; les tissus de laine, qui isolent mieux le corps de l'air ambiant, sont nécessaires contre les changements de température brusques et fréquents dans les montagnes. Le baigneur atteint de poussée doit être doublement prudent, de peur d'entraver l'évolution de la réaction inflammatoire et d'amener des perturbations dans sa marche (ce qu'on appelle répercussions, poussée rentrée, etc.). On ne doit pas entreprendre d'ascensions de montagnes, de longues courses sans les conseils de gens habitués à ces excursions. Il faut être armé contre le froid des hauteurs où l'on parvient mouillé de sueur, prévoir les changements de temps inattendus et savoir sacrifier, le cas échéant, quelque agrément à la santé. A certains moments de la cure une forte course, une soirée de danse même détermineront l'apparition de la poussée. L'activité du système musculaire stimule la circulation, favorise son mouvement vers la périphérie simultanément avec la diminution de pression extérieure causée par l'altitude. A la fin de la cure, ces exercices musculaires amèneront souvent de fugitifs retours de poussée. Mais, *autant* ils peuvent aider à la cure dans des conditions prévues, *autant* ils favorisent l'influence redoutée des refroidissements et leurs conséquences ordinaires, les affections inflammatoires aiguës des organes internes (gastrites, bronchites, etc.).

CHAPITRE III.

CURE DITE HYGIÉNIQUE.

Beaucoup de médecins envoient des malades à Loèche en leur recommandant de ne pas passer au bain plus d'un certain nombre d'heures. Cette recommandation est justifiée par l'emploi trop général autrefois des bains prolongés. Cependant il est difficile de fixer ainsi des limites à l'avance. Certaines maladies ne sont améliorées qu'en suite des effets produits ou favorisés par les bains prolongés. Si l'on ne recherche pas ces effets, l'indication change. Il faut se contenter des résultats physiologiques et hygiéniques des bains à une température choisie, de leur pouvoir sur les fonctions nerveuses et nutritives. Le plus souvent on doit éviter des actions trop marquées. Cet agent hygiénique est assez connu pour que ses effets soient prévus et mesurés autant que possible. Certaines idiosyncrasies feront modifier un traitement, mais ce ne peut être qu'après observation et dans le cours de la cure, quand ces conditions particulières n'ont pas été expérimentées précédemment. Nous rejettons la notion du mystérieux en thérapeutique. Si nous ne pouvons tout comprendre dans les résultats atteints par l'expérience ou l'empirisme, on ne doit pas exagérer encore la vague confiance du public dans les eaux thermales. Les sources miraculeuses où chaque plongeon est suivi d'une guérison ne sont pas du ressort médical. Il faut, dans une station thermale comme ailleurs, qu'un traitement soit raisonné, à effets prévus autant que possible.

On peut donc demander à Loèche les effets des eaux

thermales dites indifférentes. Il suffit de diriger et de surveiller une cure de façon à ne pas arriver à la production de l'exanthème thermal accompagné généralement de troubles : mouvements fébriles, etc. Chaque médecin connaît l'influence d'un bain régulier, d'une durée moyenne sur un grand nombre d'affections chroniques et les effets considérables de cette médication que l'on varie par la température et la durée du bain. Ces ressources sont un grand avantage à Loèche comme adjuvant aux bénéfices que bien des malades retirent du climat de montagne et d'altitude. L'installation d'appareils d'hydrothérapie, douches froides et chaudes, écossaises, etc., est décidée, et l'arsenal hygiénique du médecin y sera complet dans un délai très-rapproché.

Loèche-les-Bains est à une hauteur de 1.415 mètres (4.717 pieds suisses) au-dessus du niveau de la mer. La vallée, abritée par un cirque de montagnes, présente des conditions relativement favorables à la vie organisée, comme le prouve l'élévation où croissent encore les espèces botaniques, sapins, mélèzes, fleurs qui émaillent les prairies et dont la variété étonne l'habitant des plaines. C'est, du reste, un séjour de montagne recommandé plus particulièrement comme tel[1].

Les changements de lieux et de climat, quels qu'ils soient, ont une influence favorable sur certains états maladifs (hypochondrie, débilité, etc.). Il faut être plus précis dans le choix d'une station climatérique pour la plupart des affections chroniques. Elles peuvent être modifiées défavorablement dans des conditions qui leur seraient contraires. A Loèche la diminution de la pression atmosphérique est sensible en raison de l'altitude. Tandis qu'au niveau de la mer le poids de l'atmosphère sur le corps humain est en moyenne de 15.500 kilogrammes,

1. MEYER-AHRENS. *Heilquellen und Kurorte der Schweiz Zurich*, 1867.

il n'est plus à Loèche que de 13.000 kilogrammes environ. Nous ne pouvons faire mieux que citer *in extenso* les observations de M. H. C. Lombard[1] sur l'influence physiologique des climats alpestres :

« L'une des premières impressions de ceux qui quittent la plaine pour la montagne, écrit-il, c'est une sensation de bien-être. Il semble que, malgré la diminution du poids de l'atmosphère, la respiration devienne plus facile et plus ample, en sorte qu'on se sent dans une atmosphère légère et que l'on désigne celle des plaines par l'épithète de *pesante* ou étouffante.

« Quelle est la cause de cette sensation? Est-ce uniquement l'abaissement de la température? Dépend-elle entièrement du mouvement de l'air? Sans doute, ces deux caractères de l'air des montagnes jouent un rôle dans ce phénomène. Mais la raison principale nous paraît être le mouvement périphérique qui dégage les régions centrales, le cerveau et les principaux viscères, et rétablit ainsi le calme dans les fonctions de la circulation, de l'innervation et de la digestion.

« En second lieu, ce mouvement périphérique imprime au système musculaire une plus grande activité. Aussi rien n'est plus frappant que la promptitude avec laquelle les forces reparaissent, même chez des malades profondément débilités.

« Tandis que dans la plaine il suffisait d'une promenade de quelques minutes pour amener une fatigue excessive, les mêmes personnes, transportées dans l'air vivifiant de nos Alpes, peuvent impunément employer plusieurs heures à les parcourir. Les sensations si nouvelles qu'elles éprouvent alors traduisent, par des expressions caractéristiques, cette impulsion donnée aux forces musculaires : tantôt c'est une cuirasse qui les soutient et les

1. H. C. LOMBARD. *Climats de montagnes*. Genève, 1873, page 130.

enveloppe de toutes parts; tantôt c'est une telle facilité et légèreté dans les mouvements, que les malades se sentent comme soulevés au-dessus du sol.

« Un autre trait de l'influence des hauteurs sur les forces musculaires, c'est la rapidité avec laquelle elles reparaissent lorsqu'elles semblent anéanties par une longue course. C'est ce qu'a souvent éprouvé de Saussure et ce qu'il décrit de la manière suivante : « Les forces se réparent aussi promptement, et en apparence, aussi complétement, qu'elles ont été épuisées. La seule cessation du mouvement, même sans que l'on s'asseye, et dans le court espace de trois à quatre minutes, semble restaurer si parfaitement les forces, qu'en se remettant en marche, on est persuadé qu'on montera tout d'une haleine jusqu'à la cime de la montagne. Or, dans la plaine une fatigue aussi grande que celle dont nous venons de parler ne se dissipe point avec tant de facilité. »

« Mais si les forces s'épuisent aussi promptement à de grandes hauteurs, cela tient, ainsi que l'a pensé le docteur Brachet, à l'excès d'oxydation amené par un exercice musculaire considérable dans une atmosphère dilatée et contenant peu d'oxygène. Aussi lorsque, par un repos momentané, cette cause d'affaiblissement vient à cesser, les forces reparaissent très-rapidement.

« Il ne faut pas croire, cependant, que toutes les personnes débilitées par la maladie puissent être aussi facilement restaurées que nous l'avons dit plus haut. Ce sont surtout les convalescents, les hommes épuisés par des travaux de cabinet, les femmes hystériques et les hypochondriaques, qui éprouvent un aussi prompt et complet retour des forces locomotives; aussi ne doit-on pas s'attendre à des changements aussi rapides et aussi radicaux chez les malades épuisés par de longues souffrances, surtout chez ceux dont le système nerveux a été profondément atteint.

« Mais ce ne sont pas seulement la respiration, la circulation et les forces musculaires qui sont modifiées par le séjour des hauteurs. Ce sont les fonctions digestives qui sont très-notablement modifiées; il suffit d'un très-court séjour à la montagne pour amener un appétit plus vif et plus régulier; aussi faut-il rapprocher les repas et les rendre plus abondants. On peut aussi établir une plus grande variété dans l'alimentation; car, en même temps que l'estomac supporte une plus grande quantité de nourriture, il digère aussi plus facilement les mets les plus pesants, ceux même qui, dans la plaine, amèneraient infailliblement une indigestion ou seraient l'occasion de vives douleurs.

« Nous pouvons en dire autant du système nerveux, dont les fonctions sont profondément modifiées par l'atmosphère des hauteurs.

« Nous avons déjà reconnu qu'une grande partie des effets produits sur les organes que nous venons de passer en revue reconnaissaient pour cause une modification des diverses parties du système nerveux qui président à l'accomplissement des fonctions vitales. Il n'est donc pas étonnant que des changements de même nature s'observent dans les centres nerveux et leurs dépendances.

« Combien de personnes affaiblies par une vie trop intellectuelle ont retrouvé, par ce moyen, la faculté de penser et la possibilité de se livrer de nouveau au travail du cabinet! Combien d'autres, énervées par les soucis et les inquiétudes, ont repris le calme et l'équilibre nécessaires pour rentrer dans la vie active! D'autres encore ont vu céder cette grande impressionnabilité et cette excitation cérébrale qui rend la volonté impuissante à modérer le tumulte des pensées.

« Une autre modification, non moins importante des fonctions nerveuses, c'est le changement qui s'opère dans le sommeil. Les personnes qui, dans la plaine, dorment pesamment et se réveillent le matin presque aussi fatiguées que la veille, éprouvent une grande amélioration à cet égard pendant leur séjour à la montagne : leur sommeil devient paisible et restaurant; aussi ne tarde-t-on pas à obtenir, sous cette influence, de notables changements dans la mobilité nerveuse, ainsi que dans l'ensemble des fonctions vitales. Au reste, il faut surveiller avec soin ce qui concerne le sommeil, car il devient quelquefois trop léger pour être réparateur, et l'on peut craindre des insomnies prolongées qui détruiraient le bon effet du changement d'air.

« Si nous cherchons maintenant à résumer les faits qui précèdent sur l'influence physiologique des climats alpestres, nous pourrons en conclure que : si la respiration y est plus libre, la circulation plus régulière et la digestion plus facile, il est évident qu'il doit en résulter une hématose plus complète et une assimilation plus active. En outre, si les forces musculaires sont augmentées, si le sommeil est plus paisible et les fonctions intellectuelles plus calmes, c'est que l'air des montagnes exerce une double action sur le système nerveux : sédative pour le cerveau et stimulante pour les fonctions dépendantes de la moelle épinière et des ganglions.

« En sorte que, en définitive, quand nous voudrons rendre la nutrition plus complète, ou rétablir l'équilibre entre les fonctions animales et celles de la vie de relation, nous conseillerons le séjour dans quelque localité élevée. Tandis que nous éviterons l'emploi d'un moyen thérapeutique aussi excitant, toutes les fois qu'il s'agira de personnes pléthoriques, disposées aux inflammations ou aux hémorrhagies, qui seraient excessivement nerveuses ou atteintes de quelque affection organique accompagnée de fièvre ou d'une forte irritabilité vasculaire; car nous avons vu que les inflammations se développaient avec une grande fréquence sur les hauteurs, soit en raison d'une grande activité fonctionnelle, soit en conséquence des refroidissements qui surviennent très-facilement lorsque le corps est couvert de sueur. »

Les phénomènes physiologiques suivants furent constatés, en particulier, à Loèche, par M. H. C. Lombard, pendant une cure qu'il y fit. Il est utile de remarquer ici que c'était une cure par les bains prolongés :

« La respiration y est rarement gênée, même chez les asthmatiques..... Je n'ai pas constaté non plus de tendance hémorrhagique bien prononcée..... Les symptômes nerveux sont plus fréquents chez les baigneurs..... Il y a augmentation notable de l'appétit et ingestion plus considérable d'aliments sans troubles digestifs..... plus fréquemment des palpitations. »

« Ces diverses causes physiologiques (raréfaction de l'air, diminution de pression etc.) sont moins prononcées, eu égard à l'altitude de Loèche, qu'on ne pourrait s'y attendre, à cause de la fraîcheur habituelle. La condensation de l'air froid rétablit jusqu'à un certain point l'équilibre en fournissant aux poumons un air plus chargé d'oxygène qu'il ne le serait si la température était aussi élevée que dans la plaine. »

Certains des effets rapportés par M. Lombard peuvent être attribués plutôt à la réaction que provoque la cure par les bains prolongés : une partie des symptômes nerveux, par exemple. Néanmoins quelques jours de séjour sont souvent nécessaires à l'acclimatation de l'habitant des plaines dans la montagne. Presque toujours il suffit de peu de temps pour voir disparaître les symptômes pénibles et bénéficier des effets que l'on est venu chercher sur les hauteurs.

Les changements de temps sont très-inattendus à Loèche. L'espèce de cirque que forment à l'ouest les pics au pied desquels se trouve le passage de la Gemmi ne laisse apercevoir les nuages qu'au moment où ils sont sur la localité même. La pluie est partout dans la montagne plus fréquente qu'à la plaine. Elle refroidit l'air et trop souvent le promeneur regrette de n'avoir pas eu la précaution vulgaire d'un parapluie et d'un manteau. Helfft indique, comme température moyenne à Loèche, +5° R. à +8° R. le matin, +15° R. à +20° R. à midi, +8° R. à +10° R. le soir. Ces chiffres sont assez vagues. Nous avons pu, cette année (1875), prendre les températures du 1er juillet au 15 septembre. Le mois de juillet, ainsi que la première quinzaine d'août, furent exceptionnellement pluvieux à Loèche comme dans toute l'Europe occidentale. Nous considérerions plutôt les moyennes de la seconde moitié du mois d'août où le temps fut variable, celles du mois de septembre comme les conditions ordinaires du climat. Il suffit d'un coup d'œil sur ces chiffres pour voir que le mois de septembre même fut, en 1875, plus favorable comme température que le mois de juillet. Cela est l'exception. Nos observations, d'après un thermomètre à l'ombre, abrité dans un angle regardant au nord, contrôlé par des instruments à maxima et minima, sont résumées en degrés *centigrades* dans le tableau suivant :

TEMPÉRATURES MOYENNES DU 1er JUILLET AU 15 SEPTEMBRE 1875, A LOÈCHE-LES-BAINS (VALAIS)

1.415 MÈTRES D'ALTITUDE.

MOYENNE des TEMPÉRATURES	A 5 heures matin.	A 8 heures matin.	A 10 heures matin.	A midi.	A 2 heures soir.	A 4 heures soir.	A 6 heures soir.	A 8 heures soir.	A 10 heures soir.	MAXIMA (entre 2 h. et 4 h. soir).	MINIMA (entre 2 h. et 4 h. matin).	TEMPÉRATURE moyenne entre les températures maxima et minima.	TEMPÉRATURE MOYENNE de 5 h. du matin à 10 h. du soir.
Du 1er au 31 Juillet. . .	11°,25	14°	14°,75	15°,50	15°,75	15°,50	15°,25	14°	13°,25	16°,65	9°,75	13°,20	14°,36
Du 1er au 31 Août. . . .	13°,65	15°,50	16°,60	17°,40	17°,90	18°,20	17°,45	15°,90	15°,85	18°,80	11°,80	15°,30	16°,40
Du 15 au 31 Août. . . .	15°,75	17°,55	18°,80	19°,10	20°,25	20°,50	19°,05	18°,55	17°,70	21°,70	13°,95	17°,82	18°,58
Du 1er au 15 Septembre.	11°,15	13°	14°,75	15°,85	16°,20	16°,40	15°,55	14°,60	13°,65	16°,85	9°,75	13°,30	14°,57

En concluant, nous dirons que les cas où il y a lieu de conseiller la cure dite hygiénique sont ceux où l'on cherchera plus particulièrement une action tonique et où l'on voudra favoriser les bénéfices d'un séjour à la montagne dans cette indication (convalescences diverses, certaines cachexies, chloroses, anémies, etc.). La durée, la température du bain doivent varier suivant les cas, suivant les tempéraments. Il est clair que, dans le même but, on aura quelquefois à chercher chez deux malades les effets contraires : sédation ou excitation, d'après la susceptibilté du système nerveux, les conditions de nutrition du malade, etc. Il faut être à Loèche plus prudent qu'ailleurs à cause des réactions plus vives, de l'excitation habituelle sous l'influence du climat alpestre. Mais cette susceptiblité générale plus grande permet au praticien de chercher avec de petits moyens des effets plus considérables. Nous ne croyons pas nécessaire d'insister plus longuement vis-à-vis des hommes de l'art sur les bénéfices de la cure hygiénique, mais nous ne pouvons trop répéter qu'elle ne remplace pas la cure par les bains prolongés. On ne peut conseiller indifféremment l'une ou l'autre ; elles diffèrent comme méthode, elles répondent à des indications diverses, elles ont des effets bien distincts.

CHAPITRE IV.

INDICATIONS THÉRAPEUTIQUES.

On croit que les bains de Loèche étaient déjà connus des Romains, sur le témoignage d'antiquités helvéto-romaines trouvées dans des tombeaux. Les invasions des barbares dépeuplèrent la vallée, et les habitants, s'il en fut, n'y laissèrent plus de traces jusqu'au XIIe siècle. De cette époque à la fin du XVIe siècle, on y chercha au hasard la guérison d'infirmités ou de maladies. Fabrice de Hilden (1616) commence à donner des indications un peu rationnelles. Naterer (1760), dont on a un recueil d'observations fort bien faites pour l'époque, établit des règles qui, pour la plupart, sont encore observées. Les malades viennent à Loèche pour des affections diverses. L'agent thérapeutique est complexe, ses indications sont diverses aussi. On doit, à notre avis, en modifier l'application traditionnelle dans le sens voulu par le cas particulier d'après la marche de la cure, et distinguer entre l'indication causale et l'indication symptomatique.

C'est surtout par la guérison des MALADIES DE LA PEAU, invétérées ou récentes, que les bains de Loèche ont acquis leur renommée. Grillet, s'appuyant sur une expérience de longues années, écrivait : « On peut affirmer, sans exagération, que presque toutes les maladies cutanées, depuis les formes légères les plus bénignes jusqu'aux plus graves, aux plus compliquées, depuis le simple prurigo jusqu'au psoriasis, y trouvent, sinon une guérison complète, au moins une amélioration notable. »

Au point de vue de la cure même, nous séparerons les affections de la peau en deux classes :

1° Les ulcères et les maladies cutanées à forme humide présentant soit des vésicules grandes ou petites, soit des pustules, soit des surfaces à secrétion se transformant en croûtes, en lamelles, en furfures, etc.;

2° Les maladies cutanées à formes sèches dont le psoriasis peut être le type.

On doit rapporter les plus beaux résultats de la cure dite de Loèche à son application aux affections cutanées à forme humide. Il suffira de les énumérer: *eczémas* de tous genres, *herpès*, *lichens*, *impétigo*, *ecthyma*, *pemphigus*, *scrofulides*, *ulcères atoniques*, *variqueux*, etc. (à l'exception des ulcères syphilitiques primaires, cancéreux et tuberculeux). Les premiers bains ont pour effet de détacher les croûtes, lamelles, etc. C'est à ce moment qu'il faut surveiller l'irritation stimulante autant que possible, la précipiter ou la ralentir en augmentant plus ou moins la durée des bains. La surveillance doit se porter sur l'évolution de la maladie elle-même ; l'éruption thermale symptomatique n'est qu'un corrélatif. Elle est souvent masquée dans ces cas par l'affection en traitement; nous l'avons dit précédemment. Aussi la durée de la cure est variable. Il semble, du reste, que les modifications favorables apportées par la cure de Loèche dans la nutrition anormale de la peau chez ces malades, se continuent après la cure, par une sorte d'habitude physiologique, comme si la tendance à la réparation, naturelle à l'organisme, après avoir été suffisamment stimulée et protégée, parvenait ensuite à vaincre la disposition morbide qui l'entravait. Il en résulte que même les affections qui s'étendent au cuir chevelu et que l'on ne peut atteindre que par des lotions, des douches, etc., sont très-généralement améliorées consécutivement à la cure. Leur évolution plus lente, sous l'application de moyens moins efficaces, n'a pas le temps de s'achever pendant la durée restreinte de la cure, mais elle se continue postérieurement.

Cette même influence est remarquable chez les malades sujets à des apparitions fréquentes d'*érythème*, d'*urticaire*, du *strophulus*, d'*érysipèles* répétés.

Les affections sèches de la peau, *prurigo* simple, *pityriasis*, les *psoriasis*, *difformités de l'épiderme* comme certaines *ichthyoses*, *verrues*, etc., demandent plutôt à être traitées symptomatiquement par la cure. Il faut atteindre le plus tôt possible le maximum de baignée. Sous l'influence du bain prolongé, les démangeaisons cessent, les couches superficielles macérées sont éliminées. La guérison définitive peut s'obtenir aussi. Peut-être est-elle la conséquence des perturbations dans la nutrition de la peau dont la poussée est symptomatique. La douche locale et divers autres moyens du même ordre servent d'adjuvants. Ici nous ordonnerions en boisson, le cas échéant, des eaux arsenicales à doses plus marquées que celles de Loèche, de même que dans les affections cutanées à forme humide, où l'huile de foie de morue, le fer, le quinquina, les amers ont aussi leur indication suivant les cas. Les maladies cutanées sèches récidivent fréquemment; elles sont atténuées assez rapidement, mais souvent des cures répétées sont nécessaires. Ces malades, qui généralement ont passé par plusieurs traitements antérieurs, reviennent volontiers à celui qui leur a apporté quelque soulagement. A propos des productions épidermiques, il est remarquable aussi que les cors (durillons) disparaissent souvent dans le cours d'une cure.

La guérison des affections des follicules sébacés, soit des diverses formes d'*acné* et des affections *furonculeuses*, a lieu d'une façon particulière. Le nombre des boutons d'acné augmente pendant la cure; l'évolution des follicules enflammés, des abcès furonculeux est plus rapide.

Il semble que l'on arrive à l'amélioration en précipitant la marche de ces inflammations partielles: c'est obtenir par des moyens simples les effets cherchés dans la médication habituelle de ces affections. Irritation substitutive d'abord, tandis que les émollients hâtent l'évolution inflammatoire. A la fin de la cure, non-seulement les follicules malades sont cicatrisés, mais les éruptions qui se préparaient selon le mode intermittent et irrégulier qu'on leur connaît ont été avancées. Il en résulterait un temps d'arrêt dans l'apparition de ces inflammations, même si la perturbation critique dans la nutrition de la peau ne venait pas rendre ces améliorations plus durables.

Quant aux maladies cutanées parasitaires, il va sans dire que la cure ne peut agir que sur les éruptions symptomatiques. Le parasite doit être auparavant détruit; il est rare que des troubles persistants nécessitent une cure.

D'autres guérisons confirment la réalité des effets salutaires consécutifs à la crise provoquée du côté du tégument. Les *catarrhes chroniques* de toutes les muqueuses ont été traités avec succès par la cure de Loèche (action de dérivation). Ces affections des muqueuses naissent à l'état aigu de diverses causes. Pour devenir chroniques il faut ou bien que l'affection aiguë, s'implantant sur un organisme prédisposé, s'y perpétue, souvent en dépit de tous les efforts du médecin, ou bien que les causes de l'affection agissent d'une façon continue. Tous les cliniciens ont fait observer que les personnes affectées de catarrhes et de flux chroniques ont le plus souvent une peau anormale qui fonctionne mal. Pour les partisans des maladies constitutionnelles et diathèses, ce sera l'herpétisme, la scrofulose, l'arthritisme, etc. Ce que l'on doit chercher à Loèche dans ces cas, c'est de stimuler l'état anormal, de ramener le système cutané à ses fonctions et d'obtenir en conséquence l'équilibre entre les diverses voies d'excrétion. Et si l'on pense à l'étendue de la surface sur laquelle on agit par l'irritation cutanée, on ne sera plus surpris des effets de cette médication aidée par le climat tonique de la montagne et la suppression momentanée des causes nuisibles habituelles. A la suite de ces affections de longue durée ces malades sont souvent amaigris ; à des degrés divers, ils présentent comme une atrophie de la peau. Il ne faut pas s'attendre, pour les raisons données précédemment, à obtenir chez ceux-là une éruption inflammatoire à caractères symptomatiques intenses, et pourtant l'amélioration et même la guérison de leur infirmité est ordinaire. Certainement les *catarrhes chroniques des voies aériennes* (coryzas, catarrhes chroniques de la trompe d'Eustache, laryngites et bronchites chroniques), *des voies digestives* (pharyngites gastralgies, catarrhes chroniques de l'estomac et des intestins, dyspepsies, entéralgies) *et des organes génito-urinaires* (spermathorrhées, leucorrhées, troubles vésicaux, etc) se trouvent bien de ce traitement. La tendance à la tuberculose, des signes de phthisie laryngée, par exemple, sont une contre-indication absolue à l'emploi de la cure dite de Loèche ainsi que les maladies de cœur avancées. La cure est particulièrement indiquée quand on peut constater des affections cutanées présentes ou achevées. Naterer a publié des observations de *gravelle avec coliques rénales*, améliorées par la cure aidée de la boisson des eaux minérales, des guérisons de *strangurie*, *dysurie*, *incontinence d'urine* (peut-être d'origine nerveuse). La guérison des *leucorrhées* (flueurs blanches) et autres affections catarrhales du même système est confirmée par la remarque déjà ancienne de l'influence de la cure sur la conception qu'il faut rapporter à la guérison de cet empêchement, si minime qu'il paraisse.

De même la déplétion vasculaire des organes internes au profit du système cutané explique la résolution des *engorgements de ces organes internes*, comme dans l'amélioration de certaines *maladies du foie*, *d'ictère*, *de gonflement de la rate*, *d'états hémorrhoïdaires*, *d'anomalies de la menstruation* et des affections consécutives à ces états anormaux. Ainsi l'*hystérie* a été quelquefois traitée avec succès à Loèche ; nous ne nous prononcerons pas sur les causes de ces guérisons qui sont multiples, — locales et générales, directes et indirectes, — comme aussi dans l'*hypochondrie*, la *chorée*, etc.

Pour les *affections rhumatismales*, la cure dite de Loèche est plus particulièrement indiquée dans les *déformations arthritiques*, dans les cas chroniques invétérés. Les dépôts et gonflements articulaires de la *goutte* diminuent rapidement à la suite des bains prolongés. (Voir à ce sujet une observation d'un cas curieux par ses complications que nous avons publié dans le ***Bulletin** médical de la Suisse **Romande***, **1875.**)

Les *contractures*, *roideurs articulaires*, certaines *paralysies* et *névralgies* d'origine rhumatismale sont aussi traitées avantageusement par cette cure. Il est difficile de déterminer si celle-ci constitue un traitement symptomatique quand ces troubles divers dépendent d'*affections nervéuses* ou de névroses. En combinant les bains avec les traitements par l'électricité, courants constants agissant sur la nutrition locale, courants brusquement interrompus et renaissants, stimulant la fonction, on obtient des résultats heureux. Les douches locales sont aussi employées avec succès. La thérapeutique est pauvrement armée pour combattre ces affections ; aussi insistons-nous à ce propos sur ces traitements plus ou moins empiriques qui ne laissent pas d'être précieux. On peut avec eux retarder au moins la marche des symptômes d'affections désespérantes. Bien souvent la cause de la maladie nous échappe ou se trouve hors du cercle d'action de nos moyens. Il faut au moins lutter contre ses suites, reculer autant que possible les troubles de la locomotion, enfin atténuer les douleurs. Ceci s'applique plus particulièrement à certaines *maladies du système nerveux périphérique, du centre spinal et du système musculaire*, à marche lente, dont on a aussi cherché la guérison à Loèche. Il y a indication de ce traitement par stimulation pour les *anesthésies, parésies, paralysies, spasmes, atrophies musculaires*, où l'on ne peut déterminer une cause hémorrhagique récente ou inflammatoire actuelle. Les observations de Naterer sont catégoriques et ne peuvent être suspectées ; il ne conclut pas à des troubles nerveux, mais les détails qu'il donne nous permettent de faire un diagnostic rétrospectif, maintenant que ces affections sont mieux connues. Entre autres il cite un malade affecté de faiblesse du dos avec propulsion en arrière jusqu'à chute complète, symptôme qui disparut sous l'influence de la cure par les bains prolongés.

Nous ne conseillons que la cure hygiénique aux *convalescents de rhumatisme aigu* dont l'anémie est, comme on sait, souvent extrême. Le plein air, l'exercice, le climat alpestre dans ses conditions favorables leur font retrouver rapidement des forces ; les bains de courte durée rendront la souplesse aux articulations et muscles endoloris.

L'indication peut être très-variée à Loèche pour le traitement de la *scrofulose*. Ce sera la cure par les bains prolongés contre des ulcères, des trajets fistuleux, des flux invétérés, des lésions profondes ; ce sera la médication tonique, la cure hygiénique pour les cas légers, constitutions molles, *lymphatisme*. On a ainsi de beaux succès. Il est fréquent que la phthisie apparaisse chez les scrofuleux ; la cure par les bains prolongés qui favorise les hémorrhagies pulmonaires est funeste dans cette complication. La tuberculose vraie est une contre-indication absolue ; nous conseillons même d'interrompre la cure à ceux qui l'ont commencée. Chaque été des phthisiques viennent à Loèche ; le climat d'altitude et des soins peuvent améliorer leur état mais nous ne pouvons être de l'avis de ceux qui leur ordonnent la cure par les bains prolongés même en en restreignant la durée. Cette cure provoque des accidents graves chez ces malades. Les observations de guérisons que l'on rapporte à la tuberculose ne supportent pas la critique ; en revanche, des cas malheureux autrement décisifs pourraient être invoqués en faveur de notre opinion, et l'on ne doit pas exposer un malade à des dangers graves (hémorrhagies, etc.) quand il est probable que l'abstention simple serait plus favorable. Naterer et Grillet professaient cette même opinion. Chacun sait maintenant que le climat d'altitude dont Loèche est une des stations européennes, suffit quelquefois pour enrayer la marche de la *phthisie.*

Dans la *chlorose*, l'*anémie* idiopathique ou consécutive, les *convalescences*, la cure hygiénique trouvera presque exclusivement son emploi. Même les partisans à outrance du bain prolongé en ont tacitement diminué la durée pour ces malades. Le fer est en quantité très-minime dans les eaux de Loèche. Il est illusoire ici de les prescrire en boisson, et cependant l'amélioration de la chlorose est, avec celle des maladies de la peau, le résultat le mieux établi des cures de bains à Loèche. Nous ne saurions le rapporter au fer contenu dans ces eaux minérales. Elles sont souvent mal supportées à l'intérieur. Des troubles de la digestion, retentissant dans tout l'organisme, sont plus fréquents pendant la cure quand on les prend en boisson. Nous y renonçons généralement, préférant, le cas échéant, d'autres médications internes, plus actives, aussi bien chez les chlorotiques que chez les scrofuleux et les malades atteints d'affections cutanées. Il est plus utile de veiller sur les fonctions digestives et de favoriser une alimentation reconstituante que d'amener peut-être des indispositions plus ou moins graves. Il n'est pas vrai que les bienfaits d'une cure soient proportionnels à l'intensité de ses effets, *quelle que soit* la nature de ceux-ci, opinion trop répandue dans le public et que le médecin ne doit pas encourager. Si nous jugeons utile de prescrire l'eau en boisson, pour augmenter la tension dans le système circulatoire et augmenter les fonctions des systèmes d'excrétion (arthritisme), la tolérance des voies digestives nous sert de critérium pour la quantité d'eau à boire chaque jour, et nous suspendons cet adjuvant dès qu'il amène des troubles.

Quelle part la cure dite de Loèche a-t-elle dans le traitement des *affections syphilitiques?* La présence d'accidents primaires, d'ulcères primitifs, contre-indique son emploi à cause de l'état inflammatoire qui les accompagne. On ne l'entreprend guère qu'après avoir suivi un traitement spécifique. Ensuite ces malades viennent à Loèche pour achever le traitement, disent-ils. Cette expression est vraie en ce sens que les phénomènes qui surviendront à la suite de la « baignée » traditionnelle indiqueront si le traitement antérieur a suffisamment enrayé le mal, si la constitution générale a repris le dessus, s'il y a tendance à la guérison, plus ou moins définitive comme chacun sait. M. Constantin James[1] s'exprime de la façon suivante à ce sujet: « Les eaux de Loèche », écrit-il, « fournissent un excellent et précieux moyen de faire reconnaître les anciennes affections syphilitiques dont rien ne trahit la présence au sein de l'économie; elles remédient de même aux accidents produits par l'abus des mercuriaux. » En effet, les cures de bains consécutives aux traitements spécifiques de la syphilis, produiront des phénomènes assez caractéristiques pour diriger ensuite sûrement le traitement. La *syphilis larvée*

1. *Guide pratique aux eaux minérales.*

se manifeste, à Loèche, surtout par des taches bronzées qu'un œil expérimenté ne confond pas avec la poussée thermale. Mais la cure de Loèche remplit encore une autre indication. Les constitutions affaiblies sont celles qui éprouvent le plus de bienfaits du séjour à la montagne. Chez certains individus, les affections syphilitiques usent la force de résistance, épuisent la tonicité de l'organisme; chez d'autres, l'abus du mercure amène l'intoxication chronique, la *cachexie mercurielle*, dont les symptômes sont souvent confondus avec ceux de la syphilis elle-même. Ces malades se fortifient rapidement à Loèche, récupèrent la puissance de réaction disparue. Chez le syphilitique aussi, l'effort vers la guérison s'accentue à la fin de la cure. Nous donnerons pour exemple la rapidité d'évolution d'ulcérations secondaires de la muqueuse des lèvres, apparues dans le courant d'une cure prescrite immédiatement après un traitement spécifique. Avant la fin de la cure et sans autre intervention, les unes étaient déjà cicatrisées; la seule qui persistât disparut peu de jours après. Constatant cette tendance à la guérison, nous conseillâmes l'expectation sans que le malade ait vu depuis reparaître des signes de l'affection constitutionnelle. Ainsi la cure peut intervenir heureusement après un traitement spécifique dont les effets semblent incertains, à peu près de la même manière qu'elle relève les constitutions ébranlées par l'abus du traitement mercuriel lui-même. Nous croyons fermement qu'on obtiendrait aussi des résultats favorables de la cure comme adjuvant au traitement des intoxications chroniques (saturnines, etc.).

Contre-indications. La cure dite de Loèche ne peut amener que des accidents dans la tuberculose et en précipiter la marche[1]. En revanche, son climat d'altitude est favorable

1. Une brochure sur Loèche-les-Bains, assez répandue, place d'un côté la tuberculose parmi les contre-indications de la cure. Dans un

à cette affection. La perturbation de la circulation favorise les congestions et les inflammations aiguës, les hémorrhagies. La pléthore, l'état congestif, est une contre-indication de la cure, ainsi que certaines maladies de cœur. Toute réaction fébrile générale doit être suspecte; il faut craindre la terminaison par abcédation d'inflammations aiguës. La présence de cancers, d'hydropisies symptomatiques d'affections du cœur, prohibe l'emploi de ces bains; ils sont dangereux dans la grossesse avancée. Disons en passant, que les femmes devraient, autant que possible, intercaler une cure entre deux époques menstruelles. Une interruption un peu prolongée contrarie les effets cherchés dans la cure dite de Loèche.

autre chapitre, l'auteur recommande au contraire ces bains dans cette affection. Est-ce encore une distraction? Les observations citées à l'appui de la dernière opinion sont peu concluantes comme diagnostic. Cependant cette erreur fait que l'on trouve des ouvrages sur les eaux thermales qui recommandent la cure de Loèche aux tuberculeux!

APPENDICE.

RENSEIGNEMENTS.

Situation géographique de Loèche et moyens de transport. (Voir chap. I et note 2, p. 3.)

Durée de la cure par les bains prolongés. (Voir chap. II, p. 26.) La *durée de la cure hygiénique* est relative; généralement elle est de trois semaines.

Saison favorable. Du commencement de mai à la fin de septembre. Les mois de juin, juillet et août sont les plus recommandés; mais il y a affluence. Le printemps peut être plus ou moins précoce dans la montagne. (Voir chap. II, § 4, et chap. III.) Nous donnerons volontiers tous les renseignements désirés.

Il n'y a pas, en Suisse, de médecin inspecteur officiel dans les stations thermales. Le fonctionnaire chargé de la police et de l'administration est un laïque, qui remplit plus facilement ces fonctions délicates, n'étant pas exposé à se trouver en face de récalcitrants qui pourraient attribuer au médecin d'autres mobiles que son devoir strict.

Il est nécessaire d'avoir des vêtements chauds, préférablement de laine, pour parer aux brusques changements de température.

L'époque menstruelle fait interrompre les bains. Cela peut contrarier les effets du traitement par les bains prolongés. Les dames feront bien de chercher à pouvoir commencer la cure immédiatement après une époque menstruelle.

HOTELS, PAR ORDRE ALPHABÉTIQUE.

Hôtel des Alpes;
Hôtel de Bellevue;
Hôtel de la Croix-Fédérale;
Hôtel de France;
Hôtel des Frères-Brunner;
Hôtel de Guillaume-Tell;
Hôtel de la Maison-Blanche;
Hôtel de l'Union.

Nous ne croyons pas devoir exposer les mérites respectifs de ces divers établissements. Il en est pour toutes les bourses, de premier et de second ordre. Très-supérieurs comme hôtels de montagne, ils sont relativement bon marché à cause de la concurrence.

Conseils hygiéniques. Les prescriptions hygiéniques devant varier suivant les individus, nous nous dispenserons de les donner ici. Avec Naterer, nous rendrons les baigneurs attentifs au danger de l'abus des alcools. Les vins du Valais sont agréables : usez, mais n'abusez pas. L'excès peut donner aux phénomènes fébriles et à l'inflammation cutanée une intensité pénible qui constitue une véritable maladie. La perturbation est trop forte et l'organisme tout entier s'en ressent défavorablement.

Il est des *usages* de tradition qu'il est bon de ne pas enfreindre, même la première fois que l'on entre dans les piscines communes. Le baigneur doit rester accroupi en entrant, en circulant dans le bain, et en en sortant. Tout autour du carré sont disposés des bancs où la position assise permet d'avoir, sans effort, seulement la tête hors de l'eau. Les gens de service avertissent les baigneurs novices pour leur éviter des réceptions trop éclatantes et embarrassantes pour les gens timides.

Nous publierons une seconde partie de ce travail, qui sera le résumé de nos observations et de celles que nous trouvons probantes dans la littérature, dès que les circonstances nous le permettront. Des exemples feront ressortir, aux yeux des médecins, les indications et contre-indications de la cure de Loèche et les modifications à y apporter.

RÈGLEMENT

DE L'ADMINISTRATION ET DE LA POLICE DES EAUX

A LOÈCHE-LES-BAINS.

LE CONSEIL D'ÉTAT DU CANTON DU VALAIS

ARRÊTE :

ART. 1er. La surveillance des eaux et la police des bains sont confiées à un inspecteur nommé par le Conseil d'État. Ses fonctions commencent le 1er juin et finissent le 15 septembre.

ART. 2. L'inspecteur veille particulièrement à la conservation et à un aménagement convenable des sources.

ART. 3. Il surveille la bonne tenue des établissements de bains et de toutes les parties destinées à l'administration des eaux; il signale au besoin aux propriétaires les réparations et améliorations reconnues indispensables et urgentes.

ART. 4. Il réunit chaque année, au commencement de la saison, les médecins des eaux pour entendre leurs observations et pour prendre les mesures sanitaires jugées nécessaires.

ART. 5. Il prend des mesures convenables pour qu'il n'y ait jamais encombrement dans les piscines.

ART. 6. Les établissements de bains seront régulièrement ouverts de 5 à 10 heures du matin et de 2 à 5 heures du soir.

Art. 7. Il est défendu à tout baigneur d'entrer dans les piscines, où l'on se baigne en commun, sans être porteur d'une carte d'entrée délivrée par un médecin des eaux.

Le prix de la carte d'entrée est fixé à 1 franc.

Art. 8. Tout dégât commis dans le matériel des établissements de bains sera mis à la charge des personnes qui l'auront occasionné.

Art. 9. L'Inspecteur peut renvoyer d'une piscine toute personne qui aurait manqué à la prescription mentionnée à l'art. 7.

Art. 10. Il peut également, sans préjudice des amendes fixées plus bas, faire sortir des bains communs toute personne qui, par des propos déshonnêtes, par des procédés inconvenants, des cris ou des vociférations, des chants obscènes, ou en jetant de l'eau, aurait provoqué des plaintes légitimes de la part des autres baigneurs.

Art. 11. Il prononce sur les contestations qui peuvent s'élever entre les baigneurs et les gens de service, en ce qui concerne l'administration des eaux.

Art. 12. L'Inspecteur est pareillement chargé de la surveillance générale de tout ce qui concerne le transport des voyageurs et le service des guides.

Art. 13. Il veille, de concert avec l'autorité municipale, à l'exécution des mesures de police locale, en ce qui concerne la police des étrangers, la répression de la mendicité, la propreté et la bonne tenue des abords des établissements de bains, des promenades, des chemins et des places publiques; il dispose à cet effet des gendarmes de station à Loèche.

Art. 14. Toute contravention aux dispositions qui précèdent sera, selon la gravité du cas, punie d'une amende qui pourra être portée de 2 francs jusqu'à 15 francs, au profit de la caisse des pauvres.

Art. 15. Les plaintes et les réclamations sur les contraventions au règlement sont adressées à l'Inspecteur, qui prononce sommairement tant sur les amendes encourues que sur les indemnités et restitutions auxquelles les contrevenants peuvent donner lieu. Ces valeurs seront versées entre ses mains.

Art. 16. En sa qualité de représentant du Gouvernement, l'Inspecteur est, avec M. le curé des bains, membre effectif de la commission des pauvres de tous pays qui se rendent à Loèche pour y prendre les eaux.

Art. 17. L'Inspecteur arrête, avec les autres membres de la commission, qui sont nommés chaque année parmi les baigneurs étrangers les plus notables, la répartition des secours et veille à leur application. Il vérifie la comptabilité de la caisse des pauvres et transmet le double des comptes au département de l'Intérieur.

ART. 18. L'Inspecteur adresse aussi à la fin de chaque année au département de l'Intérieur, avec le compte rendu de son administration, un rapport sur la tenue et la marche des établissements thermaux. Il signale dans ce rapport les abus à réformer, les améliorations à introduire dans l'organisation et l'administration des bains dans l'intérêt des malades et de l'ordre public.

Donné en Conseil d'État, à Sion, le 5 décembre 1864, pour être affiché dans les établissements de bains et les hôtels et pensions à Loèche-les-Bains.

Le Président du Conseil d'État,
Ch. L'. DE BONS.
Le Secrétaire d'État,
E. BARBERINI.

RÈGLEMENT

POUR LES BAIGNEURS PAUVRES DE L'HÔPITAL DE LOÈCHE-LES-BAINS.

ART. 1er. L'hôpital des baigneurs pauvres de Loèche-les-Bains est destiné à donner l'hospitalité et les soins nécessaires aux pauvres de tous pays et de toute confession qui, n'étant pas secourus par d'autres établissements de bienfaisance, y sont envoyés pour faire usage des eaux minérales. L'admission a lieu depuis le 1er juin jusqu'au 31 août.

ART. 2. A son entrée à l'hôpital, chaque malade indigent doit présenter les papiers suivants :

a) Un certificat de pauvreté délivré par les préposés de la commune de son lieu natal ou de son domicile, légalisé et portant la date de l'année courante;

b) Un certificat de bonne conduite ou une recommandation du curé de la paroisse respective;

c) Une ordonnance d'un médecin prescrivant l'usage des eaux de Loèche.

Chaque malade pauvre doit, à son arrivée, présenter ses papiers à l'un des membres effectifs de la commission, à M. le curé de Loèche-les-Bains ou à M. l'Inspecteur des bains, et ensuite se faire visiter par le médecin des pauvres. Au vu de ce rapport, la commission prononce sur l'admission.

Art. 3. Chaque baigneur pauvre paye à l'hôpital 80 centimes par jour, et dépose dans ce but la somme de 20 francs lors de son entrée. Il reçoit de l'hôpital la pension, le logement, les bains, les manteaux de bains, les soins médicaux et les médicaments pendant la durée de la cure. Les fournitures non comprises dans l'ordinaire de la pension, telles que le vin, café, etc., et le blanchissage sont payés en sus par le baigneur pauvre. Celui-ci doit faire les frais de son voyage; il doit être muni au moins de deux bonnes chemises et de deux paires de bas.

Art. 4. A l'heure fixée, les baigneurs pauvres doivent se présenter à la visite du médecin et sont tenus de se conformer exactement à ses ordonnances pour tout ce qui concerne les bains, les médicaments et les soins médicaux.

Art. 5. Chacun d'eux doit aux membres de la commission et aux révérendes sœurs ou aux économes respect et obéissance ponctuelle; ils leur doivent aide et assistance toutes les fois qu'ils en sont requis.

Art. 6. Il est défendu à tout baigneur reçu à l'hôpital de demander l'aumône, soit dans les rues, soit dans les maisons, ainsi que de fréquenter les pintes, les cafés et les auberges, ou de se procurer des aliments au dehors.

Art. 7. Les pauvres doivent se rendre à l'établissement de bains qui leur est assigné à 5 heures du matin et à 3 heures de l'après-midi; dans les bains, ils sont soumis à une sévère observation du règlement.

Aussitôt après le bain, les malades se rendront au lit. Chacun paraîtra régulièrement à 11 avant midi et à 6 heures du soir au réfectoire pour les repas.

L'heure de la rentrée est fixée à 8 heures et demie du soir; dès ce moment, le baigneur ne doit plus s'éloigner sans permission.

Art. 8. Les baigneurs pauvres doivent éviter soigneusement tout ce qui peut causer du dommage, du désordre, de la malpropreté, ou blesser la moralité dans l'hôpital ou au bain; il leur est notamment défendu d'entrer dans les vestiaires pendant que quelqu'un s'y habille ou s'y déshabille; de provoquer, soit à la maison, soit aux bains, des discussions religieuses ou politiques; de tenir des propos offensants, de chanter des chansons obscènes, ou de commettre des indécences. — Il est défendu, aux bains, de faire jaillir l'eau sur ses voisins, de cracher dans les bassins ou contre les parois; de fumer, soit dans les dortoirs, soit aux bains; de se coucher dans son lit habillé ou sans enlever ses souliers; de faire du bruit.

Art. 9. Chaque baigneur pauvre est tenu de soigner le manteau et les draps de bains, et de les rendre en bon état à sa sortie; de tenir ses habillements propres, afin de paraître toujours vêtu convenablement.

Art. 10. Selon leur nature et les circonstances, les plaintes doivent être adressées ou à la supérieure, ou à l'inspecteur des bains, ou au médecin.

Toute infraction au présent règlement est punie par la commission ; celle-ci peut même prononcer l'exclusion de l'hôpital et des bains.

Loéche, janvier 1869.

Suivent les signatures.

BIBLIOGRAPHIE.

AUTEURS QUI ONT ÉCRIT SUR LES EAUX THERMALES DE LOÈCHE.

GUNDELFINGER, *De Thermis badensibus*. 1489.

STUMPFF (Jean), Chronique, liv. XII. 1545.

MUNSTER (Seb.), *Cosmographia universalis*. Basileæ, 1550.

GESSNER (Conrad), *Excerpta et observationes de thermis*. Venetiis, 1553.

COLLINUS (Gaspard Ambuel), pharmacien à Sion, 1569. *De Sedunorum Thermis et aliis fontibus medicatis*. Cette dissertation se trouve à la fin de l'ouvrage suivant.

SIMLER, *De Vallesia et Alpibus commentarius*. Zurich, 1574.

CONSTANTIN de Castel, Badgespan, en latin et en allemand. Sion, 1647.

FABRICIUS Hildanus, *Opera*. Francofurti, 1682. Sa dissertation, *De Thermis leucensibus in Vallesia*, a été écrite de 1616 à 1620, quoique ses œuvres n'aient été publiées que plus tard. Il est donc plus ancien que l'auteur précédent.

SCHEUKZER (Jean-Jacob), *Schweizerische Berg-Reisen*. Zurich, 1708, vol. III.

ERLER (Joseph-François), curé d'Altdorf, *Geistlicher Samaritan*. Zug, 1715.

— Les délices de la Suisse, etc., tome IV. Bâle, 1764.

NATERER; *Beschreibung der Mineral-Wässer des Leuker-Bades*. Sitten, 1769.

ROUELLE, Analyse des eaux minérales des bains de Loèche. 1776.

— Tableaux de la Suisse ou Voyage pittoresque, etc., tom. IX. Paris, 1785.

MORELL, *Chemische Untersuchung der Gesundbrunnen und Bäder der Schweiz*. Bern, 1788. Ses observations sur les eaux de Loèche ont été faites en 1783.

RAZOUMOWSKI (le comte), Voyages minéralogiques dans le gouvernement d'Aigle et une partie du Valais. Lausanne, 1784.

BOURRIT, Nouvelle description des glacières, vallées de glace et glaciers, etc., tome II. Genève, 1787.

Develey, Observations et expériences sur les eaux thermales de Loèche, en Valais. 1797.

Hölder, *Reise durch das Wallis.* 1803.

Ebel, *Anleitung die Scweiz zu bereisen, 2 ter und 3 ter Theil.* Zurich, 1804 et 1805.

— Lettres sur la route de Genève à Milan. Paris, 1809.

Schiner, Description du département du Simplon. Sion, 1812.

Bridel, Essai statistique sur le canton du Valais, édition allemande. Zurich, 1821.

Ure (Dr), à Glasgow, 1821.

Alibert, Précis sur les eaux minérales. Paris, 1826.

Payen, Essai sur les eaux minérales. Paris, 1826.

Brunner et Pagenstecher, *Chemische Analyse der Heilquellen von Leuk, im canton Wallis.* 1827.

Berchtold (M. le chanoine), *Versuch einer vollkomnen Darstellung der Leuker Bäder und ihrer Topographie* (notice inédite).

Bonvin (Dr), médecin à Loèche pendant la saison des eaux. Notice sur les eaux minérales de Loèche. Genève, 1834.

Studer, *Geologie der westlichen Schweizer-Alpen.* Heidelberg und Leipzig, 1834.

Foissac, Notice sur les propriétés médicales des eaux de Loèche. Paris, 1838.

Engelhardt, *Naturschilderungen. Sittenzuge*, etc. Basel, 1840.

Heim, *Die Heilkräfte der Molken.* Zurich, 1844.

Loretan (Dr), les Sources thermales de Loèche. 1845.

Furrer (le R. P.), Histoire du Valais. Sion, 1850.

Filhol, Eaux des Pyrénées. Toulouse, 1853.

Devergie, Traité pratique des maladies de la peau. Paris, 1854.

Lombard (Dr), les Climats de montagnes. Genève, 1858, 1873.

Constantin James (Dr), Guide pratique aux eaux minérales. Paris, 1861, 1875.

Meyer-Ahrens (Dr), *Die Heilquellen und Kurorte der Schweiz.* Zurich, 1867.

J. H. Grillet (Dr), Loèche-Bains. Genève, 1866.

A. Rotureau, Louesche, article du Dictionnaire encyclopédique des sciences médicales, par A. Dechambre.

— Des principales eaux minérales. Paris, 1864.

Helfft, Balnéothérapie.

Hardy, Leçons sur les maladies de la peau. Paris, 1868, etc., etc.

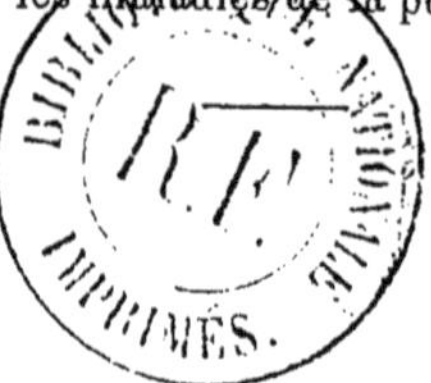

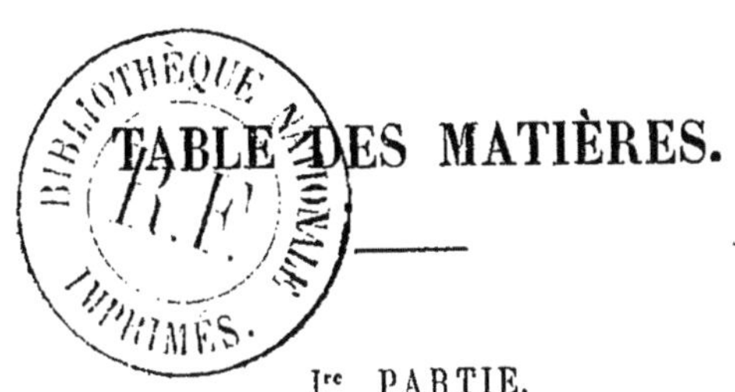

TABLE DES MATIÈRES.

Ire PARTIE.

Pages.

N. B. — La IIe partie : « *Observations cliniques et thérapeutiques* », paraîtra séparément et dès que les circonstances me permettront de compléter ainsi ce travail.

Paris. — Imprimerie Arnous de Rivière et Ce, rue Racine, 26.

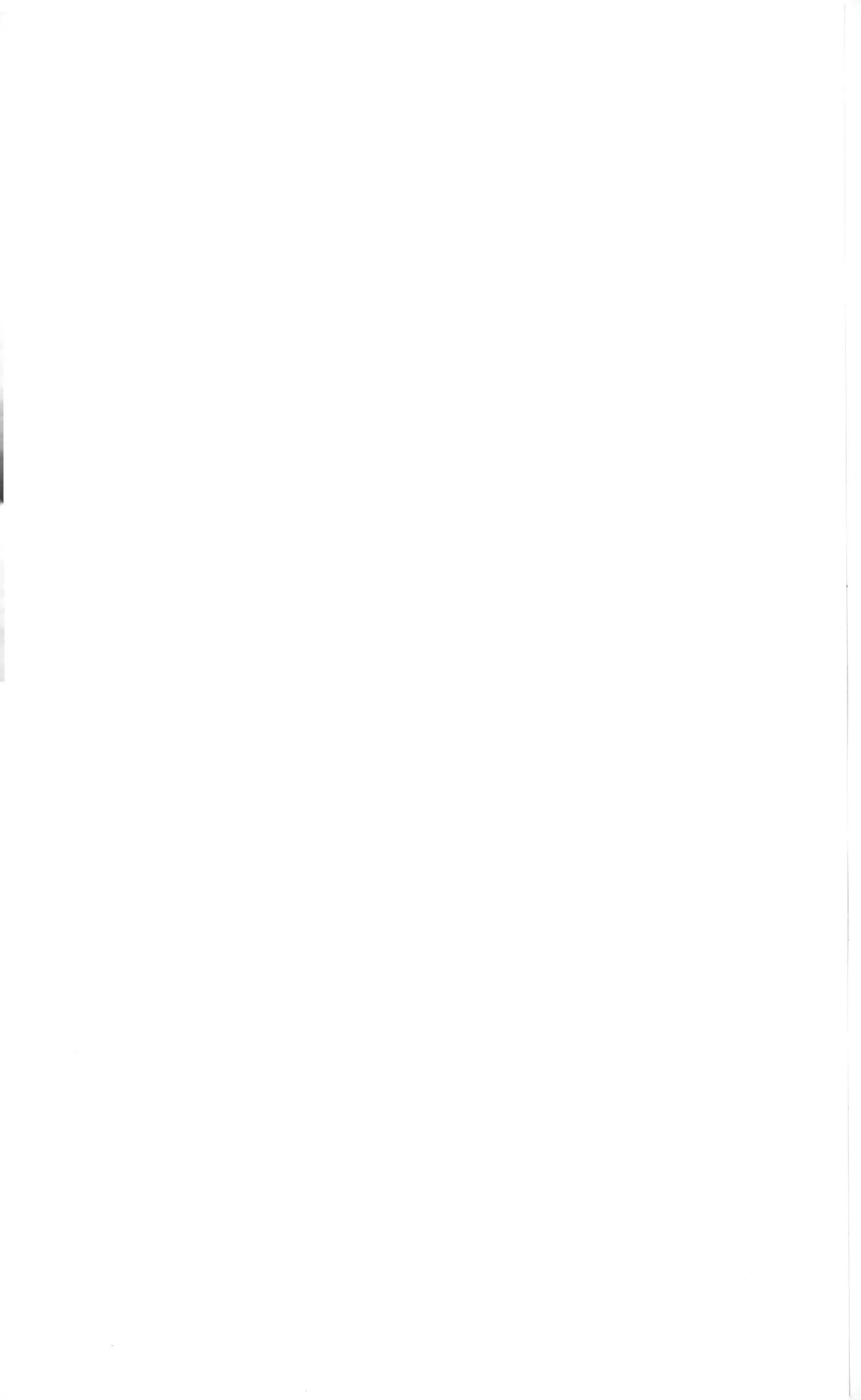

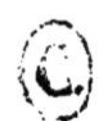

www.ingramcontent.com/pod-product-compliance
Ingram Content Group UK Ltd.
Pitfield, Milton Keynes, MK11 3LW, UK
UKHW020351180726
13839UKWH00003B/1039

9 782329 127842